EQUILIBRIO
AYURVEDA

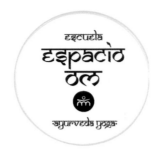

EQUILIBRIO AYURVEDA
es editado por
EDICIONES LEA S.A.
Av. Dorrego 330 C1414CJQ
Ciudad de Buenos Aires, Argentina.
E–mail: info@edicioneslea.com
Web: www.edicioneslea.com

Diseño gráfico y fotografía: Carlos Fossatti

ISBN 978-987-718-702-1

Primera edición. Impreso en Argentina.
Mayo de 2021. Arcángel Maggio - Division Libros

Ciarlotti, Fabián
  Equilibrio ayurveda : alimentación para el bienestar / Fabián Ciarlotti ; Noelia Filotti ; Lucía Varela ; fotografías de Carlos
Fossatti. - 1a ed. - Ciudad Autónoma de Buenos Aires : Ediciones Lea, 2021.
  192 p. ; 20 x 22 cm. - (Cocina para todos)

  ISBN 978-987-718-702-1

  1. Alimentación Ayurvedica. 2. Ayurveda. 3. Alimentos Saludables. I. Filotti, Noelia. II. Varela, Lucía. III. Fossatti, Carlos,
fot. IV. Título.
CDD 641.302

FABIÁN J. CIARLOTTI
LUCIA VARELA - NOELIA FILOTTI

EQUILIBRIO AYURVEDA

ALIMENTACIÓN PARA EL BIENESTAR

INTRODUCCIÓN

Antes que nada, muchas gracias por leernos; ya existe una tercera edición de nuestro anterior libro *La Cocina Ayurveda* y esperamos que este tenga igual o mayor impacto.

En nuestra primera obra tratamos detalladamente la alimentación para cada biotipo o dosha. Y ya habíamos anticipado algo sobre los desequilibrios, ahora vamos a profundizar y comprender cómo el medicamento es alimento, y cómo puede llegar a serlo.

Entendiendo siempre que alimento es todo lo que entra por los sentidos, acá nos focalizamos en la parte digestiva.

Para ello, es necesario comprender el porqué de las recetas, hacer una breve descripción de lo que es el Ayurveda, para luego pasar a la alimentación según los distintos desequilibrios. La intención final es que estos dos libros se complementen y, por lo tanto, sirvan tanto para la prevención como para el tratamiento... o, por qué no, tan sólo para la degustación. Los objetivos de ambos coinciden con los del Ayurveda, esto es prevenir y tratar cualquier desequilibrio, a la vez que expandir la conciencia y mejorar la calidad de vida.

No es posible tener una mente clara y liviana con una alimentación pesada o indigerible, y esto impacta de manera directa y automática en nuestra forma de percibir lo que nos rodea y alimenta en todos los planos de existencia.

El alimento posee energía material o sustanciosa, y energía sutil, que nutre directamente las neuronas, la mente y las emociones, llamado prana.

Para adquirir el prana es necesario comprender la adecuación de los alimentos, o sea, entender qué es lo más beneficioso para mí en estos momentos de la vida: a esta hora del día, yo con esta emoción y con este clima, cuál es la calidad de lo que consumimos, qué cantidad, la combinación de los mismos, etc.

El prana da voluntad, y ésta y el conocimiento son los pilares de la salud.

Veamos entonces al prana y al conocimiento de esta maravillosa y completa medicina/filosofía de vida que es el Ayurveda y su visión de los desequilibrios, para luego explayarnos en las recetas.

Lucía, Noelia y Fabián

LOS AUTORES

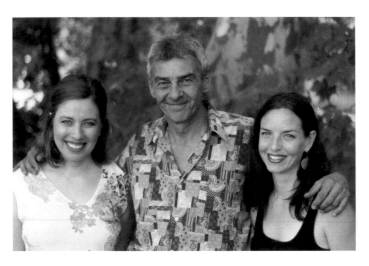

Fabián J. Ciarlotti

Médico (UBA) Ayurveda, formado en el país y en India
Ex cirujano.
Doctor en Medicina (tesis de doctorado sobre Medicina Ayurveda, subida a YouTube)
Profesor Universitario recibido en la UBA y en la Universidad Maimónides.
Director Escuela Espacio Om. Ayurveda Yoga
Autor de más de 40 de libros filosóficos y médicos.
Charlas, clases y entrevistas en YouTube y Facebook
Colaborador, columnista y disertante en la PDI; Prakash Deep Institute, Raiwala, India.
Facebook / Youtube: Fabián J. Ciarlotti - Escuela Espacio Om
Mail: ciarlottifabian@gmail.com - escuelaespacio.om@gmail.com

Noelia Filotti

Odontóloga UBA, graduada con mejor promedio
Coordinadora y docente de Ayurveda Yoga Universidad Maimónides y de Escuela Espacio Om
Coordinadora y traductora del curso intensivo de Ayurveda y Yoga en Prakash Deep Institute, Rishikesh, India.
Especializada en realizar tratamientos para el bruxismo desde la perspectiva ayurveda
www.budhiayurveda.com
Instagram: @budhiayurveda
Mail: info@budhiayurveda.com

Lucía Varela

Licenciada en Nutrición, Universidad de Buenos Aires.
Especialista en Nutrición integral.
Docente titular de Escuela Espacio Om.
Co autora del libro "La Cocina Ayurveda"
Participante del libro *Ayurveda from women 2 women vol.1*
Docente titular a cargo del curso "La cocina Ayurveda".
Especialista en Nutrición Omana Bienestar –Yoga In Company.
Instagram: @cocinemos.sano
Mail: nutricionayurveda.ar@gmail.com

CONOCIENDO EL AYURVEDA

Ayurveda significa *sabiduría de vida* (ayus: vida; veda: sabiduría) y su enfoque holístico pone atención a cada aspecto de la vida. El Ayurveda sostiene que nada es bueno o malo: todo depende. Cada ser es distinto a los demás, por lo tanto nada es bueno para todos ni todo es bueno para alguien. No es un pensamiento o una idea, son hechos atemporales y, por ello, es sabiduría de vida.

El Ayurveda nos enseña a ver todo desde otro ángulo, a cambiar el diagnóstico y, como consecuencia, cambiar todo el tratamiento. Sus cuatro pilares son la prevención, el tratamiento, la mejoría de la calidad de vida, y el desarrollo y expansión de la conciencia.

Los principios o conceptos fundamentales de la medicina Ayurveda son los tres grandes guna o cualidades llamadas sattvas, rajas y tamas, y los cinco grandes elementos, cuya diferente proporción caracteriza a los tres dosha conocidos como Vata, Pitta y Kapha.

Y dosha también es clima, estaciones del año, edades de la vida, horas del día, animales, signos astrológicos, etc.

Los dosha

Prakriti, palabra sánscrita traducida a veces como naturaleza, está compuesta por la raíz "pra" que significa origen, primero, mientras que "kriti" viene de kriya, karma: acción. Etimológicamente, sería el "origen de la acción" o la "primera acción". La prakriti conforma nuestro dosha al nacer, el cual es posible averiguar a través de cuestionarios específicos. Por ejemplo, uno puede nacer Pitta-Kapha, ese será su dosha de nacimiento en estado de equilibrio (prakriti o prakruti). Vikriti ("vi" es desviación, división, circulación) es nuestro dosha actual cuando estamos en desequilibrio; para volver al

equilibrio es menester volver a la proporción entre los elementos que teníamos al nacer. Ahora, el personaje anterior, Pitta-Kapha, está un poco estresado, angustiado, nervioso, constipado, por lo tanto se alejó de su proporción de nacimiento (prakriti Pitta-Kapha) y está desequilibrado (vikriti), en este caso Vata. Al estar padeciendo un desequilibrio de fuerza Vata, para lograr la salud debe bajar la fuerza Vata y volver a su dosha Pitta-Kapha de nacimiento.

Dosha viene del prefijo "dis" que significa "divergencia o separación múltiple, difícilmente, malamente, desgraciadamente", por eso veremos a dosha como tendencia al desequilibrio, bajo la ley lo semejante atrae e incrementa a lo semejante…, por ejemplo los que tienen en su constitución mucho del fuego (llamados Pitta, veremos luego), lo que menos necesitan es el fuego… y es lo que más les gusta (el sol, lo ácido, fermentado y picante, el pensamiento, todo lo que sea rojo, lo ordenado y prolijo, la competencia).

Dosha entonces, significa tendencia, falta, vicio, deficiencia, carencia, inconveniencia, des ventaja, ofensa, transgresión, culpa, delito, crimen. Si bien no tiene una traducción exacta en nuestro idioma, se refiere a arquetipos, fuerzas, vibraciones o energías no visibles pero cuyas manifestaciones o efectos pueden percibirse como cualidades de los cinco elementos; para un mejor entendimiento pasaremos a llamarlos dosha o biotipo indistintamente, luego veremos que no es lo mismo, ya que como dijimos dosha también son climas, estaciones del año, horarios, enfermedades, animales, árboles, etc.

Al nacer, a todos se nos dota con algo de cada dosha, ya que estos están compuestos en distintas proporciones por los cinco elementos que contienen a todo y todos.

Los seres humanos y el entorno en el que viven son el resultado de las fuerzas generadas por los cinco elementos. Para configurar los diversos dosha, estas fuerzas se agrupan de a pares, y algunos de ellos predominan sobre los otros. El concepto de dosha en el ser humano es para el estado de vida, antes y después de la muerte vuelven al estado de pancha maha bhutas (cinco grandes elementos).

Lo que hace posible describir a un Vata, un Pitta o un Kapha puros es que tienen demasiado de un mismo dosha, sin embargo, esto ocurre con poca gente, ya que la mayoría de las personas constituimos biotipos combinados en los que uno predomina, pero no exageradamente.

Los dosha determinan la llamada naturaleza de cada individuo y hacen referencia a las tendencias y hábitos característicos que ejercen sobre la estructura corporal, y sobre la mente con sus emociones.

La comprensión de nuestro dosha y su proporción de elementos, permite adaptar todos los aspectos de la vida en resonancia a cada uno en particular. De esta forma también podremos fácilmente elegir el alimento más adecuado para nosotros, acorde a nuestra prakriti y a nuestro desequilibrio actual.

Desde ya, no existe un dosha mejor que otro, solo que los mismos estarán favorecidos para distintas funciones y acciones. Para el Ayurveda, entonces, todos (y todo) estamos formados por los cinco elementos, provenientes a su vez de los guna (que serán vistos más adelante): espacio, aire, fuego, agua y tierra.

Vata: al ser sus elementos principales Espacio y Aire (viento), serán sus cualidades (o sea lo simbolizado) el ser expansivo, abierto, liviano, móvil, rápido, frío, seco, en ráfagas, cambiante, sin rumbo fijo, con alternancias, impredecible, limpiador o ensuciador, impalpable sin forma. Se llamará "aire" cada vez que se hable de uno de los 5 elementos; y "viento" (que es aire en movimiento) si se está aludiendo al dosha Vata. El viento genera irregularidades de todo tipo (físico, digestivo y mental).

Pitta: tiene como elementos principales al Fuego y al Agua, lo cual lo hace ácido, será caliente, penetrante, preciso, agudo, energético, cocedor, con poder de digerir y transmutar, iluminador, quemante. Pitta significa bilis, digestión. El fuego hace *ver* y por eso reclama, exige y opina.

Kapha: con sus elementos Tierra y Agua en mayor proporción, es de cualidad estable, resistente, fría, estática, firme, pesado, confiable, duradero, oleoso, tranquilo. Kapha significa flema, moco, lubricación. El agua genera apego. En desequilibrio es apego (a la pareja, trabajo, comida, o a lo que sea).

Para el diagnóstico de qué dosha es cada persona se podría hablar de un aspecto anatómico, uno fisiológico y uno mental.

Si bien algunas personalidades coinciden con tener su anatomía, fisiología y aspecto mental del mismo dosha, la mayoría poseemos dosha combinados, por lo tanto contaremos con ciertas características anatómicas pertenecientes a un biotipo pero nuestra fisiología corresponderá a otro. Es importante conocer qué aspecto resuena más con cada dosha ya que de eso dependerá nuestro tratamiento. Tal vez nuestro fuego digestivo resuene más con Pitta pero nuestra mente es más irregular y creativa como Vata. Por lo tanto deberemos seguir un plan alimenticio para equilibrar a Pitta y una rutina anti-Vata para la mente. Por esta razón dividimos el cuestionario según las distintas categorías.

Con respecto a la anatomía, cada dosha tendrá reflejado en su cuerpo y caracteres físicos las cualidades del elemento que predomina.

De esta forma los Vata (formados por Viento y Espacio) tendrán un cuerpo delgado, con tendencia a la pérdida de peso pudiendo ser altos o bajos. Como el viento seca, tendrán articulaciones crujientes, con piel fría, seca y áspera. Uñas y cabello quebradizo con rulos. Como todos los lugares en donde se mete el viento, mueve las cosas de lugar, tenderán a tener los dientes apiñados, escoliosis, la nariz torcida etc.

Los Pitta (el único dosha con Fuego) como están compuestos principalmente por un elemento liviano y uno más pesado anatómicamente, son de complexión, peso y tamaño promedio. La cualidad de claridad del fuego se refleja en piel y cabello claro, rubio o pelirrojo con tendencia a la calvicie. Tienen tendencia a la sudoración, con manos y pies calientes. Suelen tener piel mixta, en lugares más oleosa y en otros más seca.

Kapha (el único pesado) son los más corpulentos, con los elementos Tierra y Agua (que son los más concretos) tienen la estructura más sólida de los tres. Su anatomía está bañada por el agua que redondea, generando ojos grandes, labios carnosos, cabello ondulado y oleoso.

En el aspecto fisiológico, las fuerzas dóshicas regulan diferentes funciones. Los Pitta son los que tienen más agni o fuego digestivo, ergo, la mejor digestión (muchas veces "se pasan" de tener fuego digestivo). Los Vata son de digestión irregular (a veces digieren bien, a veces no) y Kapha son los de digestión más lenta. En el capítulo de digestión veremos en profundidad las cualidades correspondientes a cada dosha, para poder así identificarnos y utilizar las recetas acorde a nuestras características y desequilibrios.

Los Vata, así como el viento es liviano, suelen tener un sueño ligero con tendencia al insomnio. Los Pitta casi siempre en el promedio, descansan bien durmiendo entre 7 y 8 horas diarias (a menos que estén preocupados por el trabajo). Y, por último, los Kapha tendrán un sueño muy profundo y será difícil levantarlos temprano o evitar que duerman siesta.

Los dosha dominantes de la constitución tienden al exceso. En el aspecto mental, están empujados por los elementos que los componen, por lo que todo pensamiento estará influenciado por el elemento predominante. Así, recordando lo que explicamos en nuestro libro anterior, vemos que los Vata, impulsados por sus elementos de espacio y viento son expansivos, abiertos, rápidos, sin rutina alguna, inquietos, de mente liviana, móvil, errática y dispersa. El elemento espacio ayuda a ver y comprender. Son muy rápidos para entender la consigna y captar la información, aunque la olviden luego. Retienen lo aprendido fácilmente, pero no lo recuerdan fácil también. Tienden a ser ansiosos, a tener poca paciencia y a fatigarse rápido. Actúan en ráfagas, son creativos, artísticos, innovadores, alegres y entusiastas, suelen tener el apetito variable y sufrir a causa de dormir mal, por lo

que pueden padecer de insomnio, ansiedad, intranquilidad, adicciones y alteraciones nerviosas. Suelen ser muy sensibles, especialmente a los ruidos.

Pitta con su fuego, es de mente caliente, actúa siempre pensando. Hace todo en orden y siguiendo rutinas, tiene el carácter firme y determinante. Son muy razonables, inteligentes y competitivos, pero por ser muy perfeccionistas no toleran errores y pueden volverse hipercríticos. Tienen buen apetito y mucha sed, duermen poco y bien. Su forma de pensamiento es útil para debatir y discutir, pero puede caer rápido en ira, enojos y violencia. Son dominantes.

Kapha con su Tierra y Agua estable es apacible, tranquilo y amoroso. Suelen ser personas confidentes, tolerantes, fieles, seguras y de confianza. Tardan en aprender pero lo retienen para siempre. Son pensativos, pacientes, muy metódicos. También tienden al sueño excesivo y a la inactividad. Cuando se desequilibran tienen la tendencia a caer en el apego, la codicia, la avaricia o la depresión. El apego, que impide el flujo de energía pues bloquea los meridianos sutiles llamados nadis, junto a la ansiedad y a la angustia, pertenecen al dominio del ego.

Algo fundamental: antes de equilibrar, vamos a evitar lo que más nos desequilibra. Estos ítems pueden hacer que particularmente nuestra constitución se desequilibre más, por eso hay que tratar de evitarlos:

Empeoran más la fuerza Vata:

- Comer y despertarse a horarios irregulares y no tener rutinas.
- Empezar muchas cosas nuevas y no terminarlas, cambiar de actividades constantemente.
- Hablar mucho y no escuchar al otro.
- Viajar mucho y moverse distancias largas.
- Realizar deportes de mucha exigencia física y de movimiento como fútbol o rugby.
- Consumir alimentos fríos y crudos.
- Saltearse las comidas.
- Permanecer en lugares con muchos estímulos y música fuerte.

- Quedarse despierto hasta tarde.
- No hidratarse bien.
- Consumir bebidas frías, especialmente gaseosas.
- Consumir fast food, comida recalentada o freezada.
- Comer mientras se está trabajando o haciendo otra actividad.

Empeoran más la fuerza Pitta:

- Criticar y opinar, cuando no se lo piden.
- Pensar que si las cosas no las hace él/ella, nadie las va a hacer bien.
- Consumir alimentos muy picantes, ácidos y fermentados (quesos).
- Agregarle sal a todas tus comidas.
- Tomar alcohol y consumir carnes rojas o embutidos.
- Saltearse el almuerzo y quedarse trabajando.
- Realizar deportes de competición (peor si es al mediodía, en enero y al sol).
- Irse de vacaciones a una playa con clima cálido y húmedo y no estar a la sombra.
- Ser muy auto exigente... y exigente con los demás.

Empeoran más la fuerza Kapha:

- Ante algún problema emocional, recurrir a la comida.
- Dormir hasta tarde.
- Después de almorzar, dormir una siesta (¡sí!.... aunque sean 10 minutos).
- Aunque se esté satisfecho, seguir comiendo.
- Consumir alimentos fríos, cremosos y oleosos.
- Vida sedentaria.
- No hacer ejercicio físico.
- Consumir muchos dulces y postres.
- El excesivo lujo, confort y comodidad.
- Acumular todos los objetos que se pueda, no desprenderse de nada.
- La imposibilidad de soltar.
- La necesidad compulsiva a ser amada/o.

Dosha combinados

Anteriormente estuvimos viendo las características que posee una persona que tenga en su constitución un solo dosha predominante. Y si bien esto a veces sucede, la mayoría de las personas tienen uno combinado, es decir que se pueden identificar claramente con los atributos de dos dosha mientras que lo hacen en menor medida con el tercero. Algunas personas, también, pueden sentirse identificadas en igual proporción con cada uno de los tres biotipos y serán consideradas, por lo tanto, tridóshicas.

Si tenemos un solo dosha predominante sabremos que tendremos que mantener muy a raya ese par de elementos, ya que poseeremos mucho de ellos. Asimismo también podremos ver qué elementos nos faltarán y compensarlos con nuestra dieta y rutina diaria. Por ejemplo, una persona Vata sabrá que tendrá mucho de viento y espacio secando, moviendo, con pocas rutinas, con irregularidad y falta de anclaje. Su personalidad unidóshica también nos indica que le faltará fuego; será friolento, con poco fuego digestivo, falta de foco y empuje para lograr sus objetivos; será poco flexible, con articulaciones crujientes, piel, cabello, uñas y mucosas secas y personalidad menos emocional y tierra; tendrá poca masa muscular y le costará tener constancia y apegarse a las rutinas.

Si tenemos dos dosha en mayor proporción puede ser que, a veces, necesitemos cosas opuestas en diferentes momentos del año o etapas de la vida, según el que esté predominando en ese momento. Por ejemplo, una personalidad Vata Pitta a veces necesitará enfriar y otras, calentar. Para eso necesitaremos estar muy presentes y recurrir a la auto observación para ver cómo están nuestras digestión y mente, y poder así elegir lo que nos equilibre. En general, necesitaremos seguir en otoño e invierno (estaciones Vata) una rutina para equilibrar a este biotipo y en primavera y verano (estaciones Pitta) una rutina para equilibrar ese dosha.

Se llama tridóshica a la persona cuya diferencia entre Vata-Pitta-Kapha es menor al 15%, bidóshica (los más comunes) cuando la diferencia entre los dos primeros es menor al 15% y unidóshica cuando los dos biotipos restantes están a más del 15% del dominante.

Veamos ahora algunas características de las diferentes prakriti combinadas, si bien es imposible nombrar todas las posibilidades ya que las combinaciones son infinitas. Una persona Pitta Vata podría tener cabello y ojos claros, pecas, digestión potente, ser creativa e irregular en sus rutinas, o podría tener cabello ondulado y seco, ser estructurada en sus rutinas y ordenada, prolija y también sería Pitta Vata. Es decir, posee dosha combinado, ya que tiene varias características de ambos.

En general, nombramos primero al dosha más potente que suele ser el anatómico o fisiológico y luego al segundo. Por una cuestión didáctica, y para una mejor comprensión de cómo utilizar las recetas como tratamiento, cuando hablamos de bidóshicos las cualidades del fuego digestivo corresponderán al biotipo que se nombra primero. Por ejemplo, una personalidad Pitta Kapha tendrá una digestión más compatible con las características de Pitta y una personalidad con las de Kapha.

A los dosha combinados podemos entenderlos pensando qué le aporta el segundo biotipo al primero. Una persona Vata Pitta tendrá principalmente cualidades de Vata con un poco más de fuego agregado; no será tan friolenta, tendrá una digestión más fuerte que un Vata puro etc.

Vata-Pitta-Kapha

En algunas pocas personas, los tres humores o fuerzas existen en iguales proporciones. Las características de un tridosha tienen incontables posibilidades, ya que pueden poseer cualquiera de las particularidades de los tres biotipos. Suelen ser personas bastante equilibradas, ya que cuentan con las cualidades de todos los elementos y, a su vez, no tienen ninguno en exceso. Pueden alternar entre movimiento, foco y persistencia o estabilidad según sea necesario. Si se encuentran en desequilibrio, para tratarlos se tenderá a re balancear el dosha disminuido o aumentado.

Ante la duda, y como dicen en India, los *vaidyas* (médico/a ayurveda): "lo primero es equilibrar a Vata, rey de los dosha y rey de las enfermedades".

Vata-Pitta

Son personas de contextura delgada con un poco más de masa muscular que los Vata puros. Suelen estar en constante actividad y estresarse con facilidad, ya que Vata empuja a estar todo el tiempo en movimiento y Pitta invita a hacer todo perfecto.

Terminan las cosas que comienzan y pueden focalizar en una dirección con más facilidad que los Vata. Desequilibrados, alternan el miedo con la ira.

Tienen una digestión más fuerte y mayor resistencia al frío, al ruido y a las molestias físicas que el Vata exclusivo, aunque, por lo general, su circulación es pobre y el "calor" de su dosha no alcanza para compensarlo, pero los hay también con buena circulación. Necesitan el "lastre" de Kapha: los sabores dulces, ser pacientes, tener un poco más de estabilidad.

Vata-Kapha

Tiene dificultades para identificarse ya que son signos opuestos, bipolares. Suelen ser de contextura delgada, por influencia de Vata, pero más tranquilos y pacíficos por la pesadez que aporta Kapha.

Su principal característica y factor de desequilibrio es que les falta fuego. Suelen ser muy friolentos y sufrir digestiones irregulares o lentas. También les falta el empuje del fuego para concretar actividades o proyectos. Les cuesta llevar a cabo lo que se proponen, ya que alternan entre la duda y la pérdida rápida de entusiasmo de Vata con la pereza Kapha.

En lo que refiere a su psicología, combinan la velocidad y eficiencia para actuar, junto con la tendencia a dejar pasar las cosas para otro momento. Indistintamente, pueden tanto movilizar como activar la inercia. Aportan creatividad y movimiento a la pesadez y viscosidad mental; pueden ser, por lo tanto, tan excitables como serenos.

Pitta-Vata

Son personas de estructura mediana, más musculosas y fuerte que los Vata-Pitta. También tienen movimientos rápidos y de mayor resistencia. Tienen un cuerpo delgado y atlético.

Su digestión es más fuerte y con deposiciones más regulares que los grupos anteriores, ya que predomina el fuego digestivo Pitta.

Enfrentan los desafíos y los problemas de buen grado y con entusiasmo, a veces hasta con agresividad. Ante la presión tienen tendencia a combinar miedo y enfado, volviéndose tensos, ambiciosos e inseguros.

Las personas con el bidosha Pitta-Vata desequilibrado son encuadradas dentro de la tipología o personalidad Tipo A de tendencia al infarto agudo de miocardio, ya que suelen ser muy reactivos y estar en permanente actividad. Suelen sufrir de síndrome de burnout.

En este biotipo muchas veces el fuego aumenta debido al viento. Por ejemplo, pueden padecer gastritis no por exceso de fuego sino porque el viento aviva e incrementa al fuego digestivo.

Pitta-Kapha

Se los reconoce por la intensidad y el activo metabolismo Pitta, dentro de un potente y sólido cuerpo Kapha. Es un dosha especialmente favorable para los atletas de esfuerzo, es el más poderoso y resistente de todos.

Tienen una digestión fuerte y alta resistencia corporal, combinación que les brinda una excelente salud física. Les resulta difícil abstenerse de comer ya que la fuerza Pitta aporta fuego digestivo que pide comida y Kapha disfruta de comer: el sentido que tiene más desarrollado es el gusto.

En el aspecto psicológico, su comportamiento muestra la fuerza y la tendencia al enfado y la crítica, más que la serenidad y estabilidad de Kapha. Aceptan desafíos y suelen concretar lo que se proponen debido al foco y competitividad que aporta Pitta y la

constancia de Kapha En desequilibrio pueden ser dominantes, controladores, posesivos y rencorosos ya que a Pitta le gusta que las cosas se hagan a su manera y Kapha cuenta con emocionalidad, apego y memoria.

Es un dosha que se adapta y mantiene los cambios a causa del intelecto de Pitta y la adaptabilidad del agua de Kapha.

Tienden a la diabetes, al colesterol, la obesidad, la depresión.

Kapha-Pitta

Personas más redondas de cara y de cuerpo, por causa de la mayor proporción de grasa. Tienen movimientos más relajados y lentos, a la vez que son los más resistentes y estables. Se sienten bien si hacen ejercicio regularmente y, si no pueden, tienden a subir muy fácilmente de peso.

En el caso de los hombres, es el típico jugador de rugby o levantador de pesas con una estructura ósea y muscular muy potente.

Su digestión es más lenta o más débil que cuando existe predominio de Pitta.

En su psicología combinan la actividad con la inercia y la pereza de Kapha; además son más lentos y metódicos que las personas exclusivamente Pitta, aunque intelectualmente son a la vez más profundos. Combinan mejor el pensamiento con las emociones, ya que el fuego le aporta un poco de intelecto para digerir el desborde de emociones de Kapha. En desequilibrio, sufren cierta tendencia al fanatismo.

Kapha sufre de apego, obesidad, depresión, su acción es soltar y moverse.

Kapha-Vata

Son más corpulentos y atléticos y tienen mayor resistencia ya que predomina el cuerpo Kapha, aunque con la agilidad y deseo por el movimiento de Vata. Es el arquetipo de la persona "rellenita" e hiperkinética, en la que su anatomía no se condice con su nivel de actividad.

Sus digestiones tienen tendencia a ser lentas e irregulares y suelen no soportar el frío.

Psicológicamente, acostumbran ser más lentos, relajados y estables, llegando a veces a ser esto último en su irregularidad. Tienen rapidez en la toma de decisiones, son sociables y buenos comunicadores. Conforman el grupo con las ideas más organizadas.

La fuerza Vata mueve y seca, actúa en la constipación, alteraciones del oído, garganta, miedo, ansiedad, insomnio, hinchazón y formación de gases, baja vitalidad, dolores generalizados, piel seca y áspera, miedo, falta de anclaje, sensación de mareos o vértigo, sensibilidad al frío, calambres, dolores articulares, convulsiones y temblores, alteraciones del Sistema Nervioso Central (SNC) como la esclerosis múltiple, Guillain Barré, paresias, plejías, epilepsia, Parkinson, etc.

La fuerza Pitta, con su calor, puede provocar gastritis, úlceras, quemazón, acidez, reflujo de bilis, heces blandas, tendencia a criticar, frustración, sensibilidad al calor, inflamación o infecciones, sangrado, dermopatías en general, conjuntivitis, abscesos, infecciones, ira, competencia, violencia, etc.

En tanto obesidad, colesterol, diabetes, letargo, congestión y mocos, sinusitis o alergias, sueño excesivo, quistes, edema, congestión, cálculos, piedras, síndrome adiposo genital, Pickwik, depresión, pueden ser motivados por la fuerza Kapha con su pesadez.

Repetimos lo que decía un maestro en India: *el mejor dosha es el que nos tocó.* La idea es auto conocernos para poder así aprovechar nuestro potencial.

Tildemos lo que nos parece (o preguntemos a quien nos conoce) y luego abajo sumamos y vamos acercándonos un poco a nuestro dosha

Cuestionario general

Determinación de la constitución: estructura física

	Vata	Pitta	Kapha
Tamaño al nacer	Pequeño.	Normal.	Grande.
Estatura	Muy alta o muy baja.	Mediana.	Alto y corpulento o bajo y robusto.
Peso	Ligero.	Mediano.	Pesado.
Ganancia o pérdida de peso	Dificultad para engordar.	Gana o pierde peso con facilidad.	Le cuesta perder peso.
Esqueleto/ estructura ósea	Ligera, delicada. Caderas/ hombros estrechos.	Media.	Grande. Hombros amplios/ caderas anchas.
Articulaciones	Salientes, nudosas.	Normales, bien proporcionadas.	Grandes. Bien formadas y lubricadas.
Musculatura	Poco marcada, tendones salientes.	Mediana, firme.	Llena, sólida.

Caracteres físicos de la cara

	Vata	Pitta	Kapha
Piel	Fina, seca, oscura, fría.	Clara, suave, lustrosa, cálida. Muchos lunares.	Gruesa, pálida o blanquecina, grasa. Fría.
Pelo	Fino, moreno, crespo o rizado.	Fino, moldeable, rubio o castaño rojizo.	Abundante, grueso, lustroso ondulado, castaño.
Forma de la cara	Alargada, angulosa, a menudo mentón poco desarrollado.	En forma de corazón. A menudo mentón muy marcado.	Ancha, plena, redondeada.
Cuello	Delgado. Muy largo o muy corto.	Proporcionado, mediano.	Sólido, grueso.
Nariz	Puede ser ganchuda, pequeña o estrecha.	Definida, en punta, de tamaño mediano.	Ancha, de punta achatada.
Ojos - tamaño	Pequeños, estrechos o hundidos.	Normales.	Grandes, saltones.
Ojos - color	Oscuros, marrones o grises.	Azul claro, gris claro, avellana.	Azules o castaño claro.
Ojos - brillo	Apagado	Intenso.	Atractivos.
Dientes	Irregulares, salientes. Encías descarnadas.	Tamaño mediano, amarillentos.	Grandes, blancos, encías carnosas.
Boca	Pequeña.	Tamaño mediano.	Grande.
Labios	Finos, estrechos, tirantes.	Normales.	Carnosos, gruesos.

Funciones fisiológicas

	Vata	Pitta	Kapha
Preferencias de Temperatura	Añora el calor.	Le encanta el frío.	Le molesta el frío.
Sueño	Ligero, irregular.	Reparador pero corto.	Profundo, dormilón.
Deposiciones y eliminaciones	Irregulares, estreñidas. Heces secas y duras.	Regulares. Heces blandas.	Eliminación lenta, copiosa, pesada.
Nivel de actividad	Siempre haciendo muchas cosas. Agitado.	Moderado.	Apático.
Resistencia	Agota rápidamente su energía y necesita luego recuperarse.	Controla bien su energía.	Mucho aguante.
Transpiración	Mínima.	Profusa, especialmente si hace calor. Olor corporal denso.	Moderada, pero presente aún sin hacer ejercicio.
Deseo sexual	Intenso, pasajero, fantasea.	Fuerte, deseos y acciones a la par.	Lento, mantiene después la pasión.
Forma de hablar	Se atropella al hablar.	Agudo, claro, preciso.	Lenta, tal vez trabajosa.
Fertilidad	Baja.	Mediana.	Buena.
Fuego digestivo	Irregular.	Intenso, alto.	Bajo.
Sudor	Escaso.	Alto, oloroso.	Moderado.
Temperatura corporal	Fría (manos y pies).	Cálida.	Fría.

Posibles tendencias psicológicas (dosha= tendencia al desequilibrio)

	Vata	Pitta	Kapha
Pensamiento	Con muchas ideas. Más pensamientos que hechos.	Preciso, lógico, planea bien y consigue llevar a cabo sus planes.	Tranquilo, lento, no se le puede meter prisa. Buen organizador.
Memoria	Escasa a largo plazo aunque aprende rápidamente.	Buena, rápida.	Buena a largo plazo, pero le lleva tiempo aprender.
Creencias profundas	Las cambia con frecuencia, según su último estado de ánimo.	Convicciones extremadamente firmes, capaces de gobernar sus actos.	Creencias firmes y profundas que no cambia con facilidad.
Trabajo	Creativo.	Intelectual.	Asistencial, servicios.
Estilo de vida	Errático.	Ocupado, aspira a mucho.	Constante y regular, quizás anclado en una rutina.
Realiza cambios	Muy a menudo, sin pensarlos.	Sólo si entiende que le conviene.	No le gusta cambiar.
Tendencias emocionales	Miedo.	Ira.	Codicia.
	Inseguridad.	Arbitrariedad.	Posesividad.
	Ansiedad.	Crítica.	Apego.
	Quejas por dolores o cansancio propios.	Quejas por cómo hacen las cosas los demás.	Pocas quejas.
	Angustia.	Autoritarismo.	Avaricia.
	Superficial.	Soberbia.	Egoísta.
	Entusiasmo.	Valentía.	Dulzura.
	Arranque.	Coraje.	Estabilidad.

Recordemos que, por lo general, somos todos dosha combinados. Luego detallaremos la relación entre los biotipos y sus cualidades (guna), conocer el elemento predominante en cada uno de nosotros nos permite saber qué estrategias de vida asumir para evitar posibles desequilibrios, tomando como base la máxima que dice: lo similar siempre incrementa lo similar.

Pero, acá está el concepto de dosha, desequilibrio. Resonamos con lo peor que nos hace ya que vibramos en ese elemento, así a Pitta le encanta el sol, lo ácido, picante, blanco, amarillo, naranja, y rojo, todo ordenado y prolijo, etc.

A Kapha le encanta lo dulce, dormir siesta, comer mucho (cuando es el que debería comer menos, mucho menos), aferrarse a una persona o a alguna cosa; y a Vata ser irregular, cambiar todo: de lugares, de ideas, pensamientos, parejas, planes, etc.

Entonces Vata (liviano, frío y seco) necesitará las cualidades opuestas: bajar, calmar, tonificar, aceitar y calentar, mientras que deberá evitar comer alimentos light o verduras crudas y frías (principalmente en otoño-invierno), pues de esta forma se incrementan las cualidades que de por sí se tienen en exceso.

Pitta tendrá que enfriar, no opinar, no demandar y no criticar (observando también la violenta autocrítica y la auto exigencia).

Kapha debería expresar más sus emociones y saber que el confort excesivo adormece la mente. Vata y Pitta, en general, deberían aprender a controlarlas y transformarlas (Pitta tiene que enfriar).

Se podría decir que el desequilibrio de Vata se cura con reposo mientras que el de Kapha empeora. Pitta cura con inteligencia fría a las pasiones calientes; logrando que sean tibias.

Las cualidades o guna

Significa "que unen", "hilo", "hebra" o "cuerda", porque de alguna manera nos mantienen sujetos al mundo externo u objetivo.

Todos los objetos en el universo dependen de los guna: la variada combinación de tres cualidades o fuerzas sutiles, que, inclusive, forman a los 5 elementos y al universo en sí mismo. Ellos son:

- Sattvas: principio de luz; claridad, inteligencia, imparte equilibrio.
- Rajas: principio de movimiento; energía, causa desequilibrio pero también creación.
- Tamas: principio de inacción; sustancia, crea inercia.

Las características mentales, entonces, se sistematizan no en dosha, sino en las cualidades o fuerzas llamados guna: ellos son sattvas, rajas y tamas, energías que están tanto en la superficie de la mente como en el aspecto más profundo de nuestra conciencia.

Estos guna están en un continuo cambio y transformación, de la cual hay dos clases: cuando los guna cambian cada uno dentro de sí mismo, sin interactuar con los otros. Es el cambio dentro de la homogeneidad.

Este estado es sin movimiento entre los guna aunque con transformación; es llamado el estado de equilibrio de Prakriti. El otro tipo de transformación heterogénea es el que permite la evolución del mundo (modelo desplegado cuántico).

La fuerza sáttvica trabaja a través de acciones sáttvicas, la fuerza rajásica estimula y energiza, la fuerza tamásica calma, seda (es útil por ejemplo en casos de hiperkinesia, histeria, epilepsia).

La prakriti (*primera acción*, refiriéndose a la naturaleza de las cosas) en su totalidad está constituida por la triguna sattvas, rajas y tamas, son fuerzas que están en todas las cosas, ya sean animadas o no. Estas se hallan presentes en los distintos grados de la materia y de lo sutil, incluyendo la mente y la energía del universo. Estas cualidades se mueven en el nivel físico, emocional, mental, y en todo el universo, pues abarcan todo lo existente.

En la materia no-manifestada, los tres guna se encuentran en perfecto equilibrio. Ni sattva ni tamas pueden por sí solas entrar en actividad; requieren el impulso del motor y de la acción de rajas para ponerse en movimiento y desarrollar sus propiedades características.

Los estados mentales, así como también los alimentos, actitudes, pensamientos, emociones, pueden agruparse en estas tres cualidades o fuerzas.

Sattvas es pureza, verdad, fresco, generoso, con amor, verdad y sabiduría; rajas es movimiento siempre hacia afuera, impulsado por un deseo; y tamas es inercia, materia, con movimiento hacia abajo.

Así podemos ver los guna como una clasificación vertical, superpuesta a los dosha, como una clasificación horizontal. O sea, un Vata puede estar en una vibración vertical alta como el ser sáttvico, media o rajásico y baja o tamásico; lo mismo ocurre con los otros dos dosha, se cruzan las clasificaciones. Ninguna emoción es 100% de un biotipo, sino que cualquiera puede presentar cualquier emoción. Sólo son posibles tendencias.

Los alimentos también se componen de guna y rasa, cualidades y sabores.

Sattvas: promueve armonía y unión, ayuda a la creatividad y la evolución, al bienestar para todos. Es integridad, compasión, pureza del corazón, no violencia, espiritualidad, comportamiento correcto acorde, creación, Brahma.

Rajas: las fuerzas del espacio, los pensamientos, la combustión aire y fuego, expansión, atracción, movimiento, conservación, Vishnu.

Tamas: la materia, la prakriti, los elementos. También es la destrucción final, Shiva.

El instinto funciona a través de las emociones, el impulso, el deseo, la ambición (para cosas personales), la fuerza tamas. La inteligencia, el control emocional, el manejo mental, el desapego, es rajas, el puente. La intuición es la verdad absoluta que no pasó por nuestros pensamientos: sattvas.

Los tres guna van juntos siempre, y al igual que los dosha, lo que varía es su proporción. Pensamiento, alimento, actitud, acción, lugares, compañías…, en todo están presentes. Así, por ejemplo, podríamos hablar de pensamientos y emociones rajásicas, compañías sáttvicas, actitudes tamásicas, etc.

Con respecto a la alimentación, los alimentos sáttvicos son los frescos, de estación, no recalentados, ni cocinados en microondas, los rajásicos: los huevos y carnes blancas y los tamásicos, los pasados, recalentados, incompatibles: frituras, embutidos, el fast food… Acorde a la cualidad del alimento que consumamos será la cualidad de nuestra mente. Los alimentos tamásicos nos pondrán aletargados, decaídos, con inercia. Los rajásicos nos generaran un incremento de energía al principio (todo "lo muy" es rajásico: muy azucarado, muy salado, muy picante), que luego nos pondrá nerviosos y sobreexcitados para, finalmente, caer en tamas. Los alimentos sáttvicos nutrirán a nuestro cuerpo y mente brindando energía serena, promoviendo la claridad mental y desarrollando un intelecto fuerte con buena memoria.

Y si bien la interacción de los 3 guna es necesaria, cuando sattvas predomina estaremos más cerca del equilibrio. ¿Cómo lograrlo?; siguiendo una dieta sáttvica (en este libro encontraras un montón de recetas), viviendo en armonía con la naturaleza, con amor, sabiduría, cultivando el aspecto espiritual, realizando prácticas yóguicas, teniendo compañías sáttvicas y siguiendo una rutina de vida acorde a nuestra constitución.

Tendencia a la enfermedad según el guna predominante

- Personas sáttvicas: se inclinan al equilibrio y tienen paz mental, lo cual elimina el factor psicosomático de la enfermedad. Toman responsabilidad por su salud, adoptando medidas acordes para mantenerla. Entienden la vida como un aprendizaje y tratan de ver lo bueno en todo, inclusive en la enfermedad.

- Personas rajásicas: suelen tener buen o exceso de energía pero no se dan cuenta cuándo es necesario parar y descansar, por lo cual pueden agotarse. Suelen culpar a los demás y no tomarse el tiempo necesario para la curación si están enfermos, ya que sienten que no pueden abandonar sus actividades, con las que se identifican mucho.

- Personas tamásicas: propensos a padecer enfermedades crónicas y de baja vitalidad. El registro de su salud y emociones suele estar bloqueado. No buscan tratamiento si lo necesitan, tienen mal cuidado del cuerpo, pésimos hábitos, adicciones y apegos. Piensan que la enfermedad es su destino.

Dosha rasa: tendencia a las emociones

Vata se queja y preocupa, aunque sus problemas no siempre sean reales. Son dudosos e inseguros; buscan resultados rápidos ergo les da ansiedad y expectativa. Buscan la atención y una persona con quien poder quejarse, contar sus problemas o simplemente hablar (mucho y rápido).

Pitta, si tiene problemas, le echa la culpa a otro, exagera y tiene conflictos consigo mismo por su fueguina naturaleza. Opina, critica (y se critica), califica y está atrapado en su propio juicio: Pasional, puede llegar a ser fanático. No le gusta que le digan lo que tiene que hacer.

Kapha necesita ser estimulado, no es de cambiar ni de moverse demasiado. Prefiere vivir con los problemas más que solucionarlos o cambiarlos. Le cuesta modificar cosas aunque se dé cuenta de que es necesario. Tiene tendencia a repetir y retornar a viejos hábitos. Confunde confort con felicidad.

El enojo da sudor caliente, Pitta. El miedo da sudor frío, Vata.

La idea no es clasificar las emociones sino entender su mecanismo de acción y predisposición dóshica, sabiendo que los tres dosha comparten todas las emociones (por supuesto que Kapha puede tener ira y/o Vata, alegría); veamos para cerrar este capítulo, algunas posibles tendencias de los mismos.

	Vata	Pitta	Kapha
Sáttvico	Creatividad. Entusiasmo. Asombro. Sorpresa. Incentiva. Energía y voluntad. Adaptable, flexible, rápido en comprender, iniciador, emprendedor. Generoso, abre puertas y caminos. Veloz y vital. Maravilla, éxtasis.	Coraje. Valentía. Humor. Alegría, risa. Curiosidad. Confianza, heroicidad. Inteligente, claro, preciso, discriminativo, perfeccionista, guía, líder, amigable, noble, juicioso. Honorable.	Amor. Ternura. Tranquilidad. Paz. Devoción con intelecto. Calma. Compasión. Contento. Tolerante. Fiel. Paciente. Receptivo. Amable. Gratitud. Gentil.
Rajásico	Ansiedad. Angustia. Temor. Deshonestidad. Cobardía. Servilismo. Duda. Preocupación Indeciso, poco creíble, fantasioso, ansioso, agitado, cansado, superficial. Ecolalia. Quejoso.	Crítico y competitivo. Arrogante. Soberbio. Egocéntrico. Opina y se queja de los demás. Demanda y expectativa. Irritación, enfado. Agresivo. Dominante. Controlador. Menosprecia y descalifica. Enfado.	Apego. Avaricia. Codicia. Tristeza. Pena. Abatimiento. Obtuso. Materialista. Búsqueda de confort y lujuria. Testarudo.
Tamásico	Miedo. Pánico. Adicción (tabaco). Inseguridad, duda, autodestructivo, adicciones y perversiones sexuales. Neurosis.	Ira, furia. Violencia mental. Violencia física. Alcoholismo. Odio. Rechazo. Destructivo. Psicópata. Violador. Traficante.	Depresión. Terquedad y negación. Adicción a los dulces y chocolates. Apatía. Ladrón. Insensible. Inmodificable.

LA DIGESTIÓN

En el proceso llamado digestión primero tenemos que mover el alimento, luego separarlo hasta sus mínimos componentes, después absorberlo, distribuir los nutrientes por la sangre, aprovecharlo en la célula, para finalmente eliminar el producto de desecho... y cualquiera de esas vías puede estar alterada. De la buena integración y funcionamiento de estos procesos dependerá qué tan bien nutridos estemos y lo bien que nos sintamos.

Digerir viene del latín *digerere,* y significa dividir, separar, repartir, distribuir.

El sistema digestivo es un grupo de órganos (kosthas) cuyos jugos separan y degradan la comida hasta llegar a los componentes químicos y sutiles para su posterior absorción. Es un largo tubo de nueve metros llamado, precisamente, tubo digestivo, con glándulas asociadas o anexas. Las principales son las salivales (submaxilar, parótida, sublingual), hígado, vesícula biliar y páncreas.

Todo comienza en la boca con la digestión mecánica, luego con las glándulas salivales que comienzan con la digestión de los hidratos de carbono, de ahí pasa al esófago, estómago, luego al intestino delgado que se divide en duodeno, yeyuno e íleon (donde se produce la mayor absorción) y, finalmente, al intestino grueso o colon, terminando en el ano.

"Ahara" es el nombre ayurvédico para la alimentación y "pathya" para la correcta dieta y estilo de vida (llamado también "pathyapathya" (qué sí, qué no; por este lado o camino sí, por este camino no).

Cuando algo pesado o no acorde, ya sea material o sutil, no se puede digerir y queda la toxina (ama) en el aparato digestivo (o mental), luego se distribuye por todo el organismo generando artralgias, dolores, flatos, fatiga, irritabilidad, insomnio, etc.

Casi todas las enfermedades crónicas están relacionadas con alguna disfunción del colon (intestino grueso). Se está descubriendo que esta parte del intestino contiene en importantes puntos reflejos neurales que conectan directamente a este órgano con otras partes del organismo. Así, dependiendo de qué tramo está congestionado o alterado, será la sintomatología asociada.

La constipación crónica nos convierte en sarcásticos, nos baja la libido y la vida sexual, a la vez de limitar la movilidad muscular digestiva y provocar aún más constipación. También se relaciona con las emociones y el agua.

El 90% de la serotonina se libera en los intestinos, si hay constipación se altera toda su liberación con la consecuente baja del umbral de excitabilidad.

El intestino delgado es nuestra principal aduana, el yeyuno significa ayuno pues ahí se lo encontraba siempre vacío en las autopsias y la palabra "íleon" significa "que se retuerce"; si el intestino delgado no digiere los alimentos pasan mal digeridos al intestino grueso (colon) y ahí lo atacan millones de bacterias que lo empiezan a devorar provocando muchos fuegos artificiales y efectos especiales.

Las tres membranas de la vida son la piel, el aparato respiratorio y el aparato digestivo.

La constipación o el colon saturado produce retención, el intestino delgado aumenta la presión abdominal y da una sobrecarga tóxica en el hígado con retención de bilis y acción detoxificante insuficiente; no se pueden digerir las grasas, aparecen flatos e insuficiencia venosa, puede haber hemorroides y desequilibrar la microflora intestinal.

El metabolismo de los hidratos de carbono es Kapha, el de las proteínas es Vata, y el de las grasas Pitta..., pero como son dosha (tendencia al desequilibrio) es allí donde van a tener más problemas.

Pacha o paka: digestión

Ya dijimos, la primera etapa o fase de la digestión comienza en la boca, con la digestión mecánica de los dientes mientras las glándulas salivales empiezan con la de los hidratos de carbono, etapa Kapha, dulce, para pasar luego por el esófago, para ir al estómago. La digestión continúa en el estómago, sigue con los hidratos de carbono, agregando a la vez ácido clorhídrico; para luego pasar al duodeno (asiento de Pitta, etapa ácida) donde está la máxima actividad de todas las enzimas, ya que ahí se reúnen los jugos pancreáticos y hepáticos, para seguir con el yeyuno que continúa con la digestión, y el íleon dónde está la máxima absorción; finalizando en el colon, etapa picante o seca, donde se absorbe el agua (y las emociones).

En el intestino delgado actúa la bilis y otras enzimas digestivas para digerir los alimentos y prepararlos para su absorción. Esta segunda etapa intestinal se relaciona con sabor ácido (Pitta). Es la dinámica transformación del predominio del sabor dulce en ácido, como exponente máximo de Pitta.

La característica saliente es la producción de calor, como consecuencia de la acción de las enzimas sobre el bolo alimenticio. A su vez, el calor es lo que activa el poder enzimático o agni digestivo.

En el colon (tercera etapa) no hay bilis y el peristaltismo es mucho menor; se absorbe agua transformando lo líquido en algo semisólido. Predomina Vata, se termina el proceso de absorción, en concreto de calcio (atención a la osteoporosis y la constipación), minerales y agua.

El aire y el fuego son los dos sabores más aptos para secar o deshidratar y estos son los dos elementos constitutivos del sabor picante.

Esta tarea se ve reforzada por el sabor astringente que actúa también en este proceso, pero no de una manera predominante como el picante.

Cualquier alteración en las tres etapas de la digestión (avastha paka) genera ama.

En esta tercera fase predomina el sabor picante pues es el más efectivo para separar o reabsorber el agua del elemento Tierra; y permite la formación sólida de la materia fecal.

En el colon también se absorbe el prana, pues es el asiento de Vata.

En la primera fase, se agrega agua (Kapha) para hidratar el bolo alimenticio, en la última parte (Vata) se la saca absorbiendo y secándola.

Los desórdenes pueden ser funcionales en los cuales la anatomía está aparentemente integral, pero algo anda mal, o hay desórdenes orgánicos donde la anatomía está alterada.

Los objetivos de este libro esperamos coincidan con los del Ayurveda, eso es prevenir y tratar cualquier desequilibrio a la vez de expandir la conciencia y mejorar la calidad de vida.

Por supuesto que esto es un acercamiento para empezar a hacer algo, sabiendo que cada uno es particular y las fórmulas no existen, por eso estamos tratando de entregar ese conocimiento que hace conocer todo lo demás.

Qué comemos, cuánto, cómo, con quién, por qué... va todo de acuerdo a nuestra mente, por lo tanto, todo cambio en la alimentación debería ser consecuencia de un cambio mental, de un aprendizaje y no una imposición, ya que aprender es cambiar de opinión.

El equilibrio en la alimentación lo podemos comparar a andar en una bicicleta; no debemos inclinarnos mucho ni hacia un lado ni hacia el otro sino tomar el camino del medio y lo más importante para no caernos es seguir siempre el movimiento hacia adelante (esto es, no paralizarnos por tener mucha información y no saber cuál es la mejor opción).

Agni, el fuego digestivo

"Agni" es el dios hindú del Fuego (Igni en latín). Significa quemar, transformar, percibir; todas cualidades pertenecientes al elemento Fuego.

Es el fuego biológico que permite transformar la materia en energía. Actúa por medio del calor, separando las moléculas de un alimento en átomos y cuantos para luego re combinarlas y formar sustancias que nutrirán al cuerpo y, sutilmente, a la mente.

De esta forma, podemos incorporar los cinco elementos presentes en los alimentos, extraer sus nutrientes y transformarlos en los diferentes tejidos corporales.

El agni con su inteligencia separa la parte nutritiva del alimento (sara) del material de desecho (kitta) y lo descompone en los cinco elementos.

El elemento Tierra que se digiera y transforme al consumir legumbres (alimento rico en dicho elemento) servirá para formar, en el cuerpo, todos los tejidos que tienen gran contenido de este elemento; por ejemplo, los músculos.

El elemento Agua formará fluidos como sangre, plasma, líquido sinovial, líquido cefalorraquídeo.

El elemento Fuego formará enzimas y hormonas.

El elemento Viento formará parte de los huesos y el sistema nervioso.

El elemento Espacio tendrá influencia en nuestra mente y sentidos.

Los alimentos ingeridos literalmente son la materia prima con la que se forma todo nuestro cuerpo, que está en constante regeneración. Y para esto son clave dos cosas: la calidad de lo que consumimos y nuestra capacidad de digerirlo. Si el agni es débil o defectuoso, no es capaz de digerir los alimentos adecuadamente, incluso si la calidad es alta y pura, será perjudicial para el cuerpo si no está completamente digerido.

En tanto el agni funcione, el proceso de digestión, absorción y asimilación de los alimentos operará en forma uniforme. Es, en resumen, el responsable de la vida misma, por eso se dice que después de los tres dosha lo más importante es el agni.

Agni es caliente, seco, sutil, móvil, penetrante, liviano.

Cuando el agni es fuerte y saludable, permite que lo que una persona coma el sistema lo digiera, asimile, absorba y elimine las impurezas. Cuando los dosha se agravan por mala dieta, un estilo de vida poco saludable o emociones negativas enseguida se afecta el agni; la comida no se digiere correctamente y, por lo tanto, se forma ama (toxina) en el tracto gastrointestinal. Luego el ama se disemina a través de canales corporales como vasos sanguíneos, capilares y linfáticos y se deposita en los sitios débiles de cada individuo, generando desequilibrios y patologías en todo el cuerpo. Por eso, según el Ayurveda la mayoría de las enfermedades comienzan con una mala alimentación y digestión.

El principal agni se denomina "jatharagni" y se encuentra en el estómago (jathara, amasaya) y el intestino delgado. Regula el apetito y la capacidad para digerir. Imparte energía a todas las secreciones y enzimas en el proceso de digestión.

Como la mayoría de los desequilibrios en Ayurveda, si el agni no está en balance puede estar aumentado, disminuido o irregular. Veamos a continuación las cuatro variedades de agni:

• Fuego digestivo en equilibrio o Samagni.

Cuando los dosha y las emociones están en armonía, nuestro agni también lo está. Entonces tendremos un apetito moderado y regular, y una eficiente digestión. Para mantener esta condición está indicado el uso de especias sáttvicas como cardamomo, cúrcuma, coriandro y una buena alimentación junto con una rutina saludable que incluya ejercicio regular, yoga, pranayama, meditación y descanso.

- Fuego digestivo irregular o vishmagni: viciado por Vata.

A veces digiere bien y a veces no, inclusive cantidades pequeñas de alimento. Se manifiesta con gases, hinchazón, constipación, cólicos. Para este desequilibrio está indicado seguir una rutina para equilibrar a Vata y utilizar especias carminativas como clavo de olor, coriandro, canela, boldo, cardamomo, comino.

- Fuego digestivo alto, o tikshnagni: viciado por Pitta.

Cursa con diarrea, gastritis, acidez, ulceraciones, sensación quemante. La persona tiende a sobrealimentarse para calmar el fuego. Para este desequilibrio está indicado seguir una rutina para equilibrar a Pitta y utilizar especias enfriantes o tridóshicas como comino, cardamomo, coriandro, menta, cúrcuma, hinojo.

- Fuego digestivo bajo, lento o Mandagni: viciado por Kapha.

Le cuesta digerir cantidades pequeñas de alimento y luego se sentirá pesado y con sueño. Se manifiesta en un metabolismo lento y una tendencia al sobrepeso. Para este desequilibrio está indicado seguir una rutina para equilibrar a Kapha y utilizar especias picantes como pimienta y jengibre.

Como hemos visto, mantener un agni en equilibrio es clave para la salud de nuestro cuerpo físico y mental. Veamos ahora cómo cuidarlo. Como cualquier fuego, se puede apagar o quemar muy fuerte, especialmente si hay un viento que lo avive o lo sople, es por esto que mantener a Vata equilibrado es clave para el funcionamiento de nuestro agni.

Para saber cuándo nuestro fuego está más activo o más apagado podemos equipararlo con el sol, ya que nuestro microcosmos es reflejo del macrocosmos (siempre de acuerdo, obviamente, al dosha; el que sea Pitta va a tener inclusive de noche un fuego más fuerte que un Vata o un Kapha).

En la mañana el sol está apenas saliendo y sus rayos son muy débiles, nuestro fuego digestivo está recién despertándose, por lo tanto, no es recomendable ingerir un gran desayuno, pesado o con muchos alimentos crudos o fríos. Podemos iniciar el día con una taza de agua tibia o caliente con un poco de jengibre para ayudar a encender la fogata. Luego, un desayuno liviano acorde al dosha. Al mediodía, el sol está en su punto máximo y nuestro fuego digestivo también. Por eso, para el Ayurveda el almuerzo debería ser la comida más importante del día (y en general hacemos al revés, salteamos el almuerzo para seguir trabajando y, a la noche, cuando llegamos a casa y estamos más tranquilos, nos damos un gran banquete con un fuego digestivo ya casi apagado). Si entendemos que la finalidad del alimento es brindarnos energía para realizar nuestras actividades fácilmente, comprenderemos que es el mediodía el momento para realizar la comida principal y no la noche, cuando ya estamos por acostarnos. Es altamente perjudicial para el biotipo Pitta (y para los que lo rodean) saltearse el almuerzo, ya que a esa hora el cuerpo prepara grandes cantidades de ácidos y enzimas para digerir el alimento, que de otra forma lo quemaran a él. Kapha y Vata pueden aprovechar este horario para consumirlos ya que de otra forma les resultaría muy difícil digerir. Resumiendo, si quieren consumir algún alimento no tan recomendable, este es el momento del día para hacerlo, ya que el cuerpo tendrá más capacidad para digerirlo.

Luego del atardecer, el sol va cayendo y nuestro fuego digestivo también. Por lo tanto, la cena debería ser más ligera y lo más temprano posible.

Ama, la toxina

Venimos diciendo que no somos lo que comemos, somos lo que digerimos y absorbemos. Cuando los componentes alimentarios permanecen sin digerir y sin absorber, se acumulan en el intestino delgado transformándose en heterogéneos, alterando su química y su olor, fermentando, convirtiéndose en sustancias pegajosas y nocivas, en este material al que se llama "ama", el cual obstruye los intestinos y otros canales, tanto como los capilares y los vasos sanguíneos.

Esto luego ocasiona muchos cambios químicos, lo cual crea más toxinas. Estas son absorbidas por la sangre y se distribuyen por la circulación general.

Si el potencial transformador del agni está dañado, creamos tejidos que están débiles, frágiles y vulnerables a la enfermedad.

Una dieta o un estilo de vida inadecuados para tu dosha, estación del año o etapa de la vida, mala combinación de alimentos, el estrés o reprimir emociones pueden afectar tu agni. La comida ingerida, por lo tanto, no se podrá digerir correctamente y fermentará en el tracto digestivo produciendo ama, que se distribuirá a todo el cuerpo a través de los vasos sanguíneos.

Características	
AGNI	AMA
Caliente	Frío
Seco	Oleoso, pegajoso
Liviano	Pesado
Claro	Oscuro
Aromático	Maloliente
Puro	Impuro

Lo aumentan los sabores dulce, salado y ácido (o agrio),

Lo disminuye el picante, luego el amargo y, finalmente, el sabor astringente.

Alimentos amagénicos: pesados, grasosos, viejos, rancios, derivados porcinos, tocino, azúcar blanca, harinas refinadas, yogur (bloquea los canales), frituras, chocolates, dulces, procesados, recalentados, rancios, no maduros…, los que no cumplen con las leyes de la alimentación (calidad, cantidad, armonía y adecuación).

Las toxinas en la lengua y en el colon tienen una estrecha relación. Se perpetúan y retroalimentan una a otra.

Un signo temprano de ama en el cuerpo es una capa pegajosa sobre la lengua: en Kapha la capa es usualmente fina, dulce, y de color blanquecina. Pitta: tiende a tener una capa pegajosa, viscosa, agria, y amarillenta. Vata: es seca, amarga, con grietas y grisácea.

La tendencia mental de los dosha Vata, Pitta y Kapha crea ama que circula por todo el cuerpo y se deposita en sus sitios débiles.

Y como venimos diciendo: para reducir el ama, el primer paso es no seguir aumentándolo. Por ejemplo, con respecto a la dieta, si tenemos diabetes, antes de fijarnos qué alimentos hipoglucemiantes podemos consumir es mucho más importante dejar de ingerir los que nos están desequilibrando (sí, sabemos, es más fácil decirlo que hacerlo).

Voluntad y conocimiento son los pilares de la salud y los de cualquier cambio en muestras vidas que queramos hacer.

La voluntad es prana, la mente es prana, la aceptación es prana, la sabiduría es prana… y el prana crece con en el alimento acorde, por eso este libro se basa en él.

Efecto de los nutrientes

Veamos qué sucede cuando ingerimos algo, ya sea planta o alimento.

Rasa karma, el gusto indica la acción.

Rasa significa sabor y emoción. Como muchas palabras en sánscrito, tiene varios significados, y esto no es casual, nos sugiere que el sabor y las emociones están relacionados. Cada sabor nos producirá una emoción en particular y también tendemos a elegir ciertos sabores según la emoción que tenemos en el momento. No es difícil relacionar el sabor dulce con el amor, por eso en San Valentín regalamos chocolates que van nada más y nada menos en una caja con forma de corazón. No se nos ocurriría reglar un ramo de rúcula.

Como todo en el universo, los sabores o rasa también están compuestos por los cinco elementos; cada sabor está formado principalmente por una combinación de dos y tendrá, por lo tanto, sus características. En el Ayurveda todo es juego de opuestos. Si sabemos que nuestra personalidad tiene mucho de seco y caliente necesitaremos consumir sabores fríos y oleosos. Conociendo los efectos que cada sabor tiene en el cuerpo y la mente, podremos utilizar la comida como una herramienta para tratamiento y prevención de nuestra salud.

Los sabores actúan de manera muy profunda sobre la mente, el cuerpo y el ser interior. Cada uno de ellos actúa a través de las papilas gustativas con las células del gusto y de allí, por las integrinas, llegan a todo el cuerpo. Cada sabor está impregnado con la memoria cósmica de la semilla original desde el tiempo de la creación.

El gusto es la cualidad sensorial que pertenece al elemento Agua. Se pueden reconocer los sabores solo cuando la lengua está húmeda. Es por esto que los que más tienen el sentido del gusto desarrollado son los Kapha (biotipo de Agua) y, justamente, como es dosha son a los que más les atrae la comida y los que menos deberían comer. Los Vata, por su cualidad seca, son los que menos percepción del gusto tienen, por eso no poseen tanta afinidad por la comida.

El gusto afecta directamente nuestro sistema nervioso a través del prana; la fuerza vital en la boca, la cual conecta con el prana del cerebro. El gusto, a través de él, estimula al sistema neurovegetativo del sistema digestivo. De esta forma, el sabor afecta al agni digestivo. Cuando estamos enfermos, muchas veces el sentido del gusto disminuye como mecanismo del cuerpo para bajar nuestro apetito y permitirle al cuerpo un descanso para poder curarse.

Veamos los sabores o rasa en orden de absorción; lo más dulce se absorbe primero, por lo que muchos autores recomiendan comer el postre antes que el plato principal:

- Dulce: elementos principales, Agua y Tierra. Genera estructura y fuerza en los tejidos corporales. Armoniza la mente y genera sensación de contentamiento. Suaviza las membranas mucosas y contrarresta las sensaciones quemantes. Es bienestar, tranquilidad y sedación, aunque en exceso genera complacencia. Como es enfriante, disminuye el fuego digestivo. En exceso, genera desequilibrios Kapha; obesidad, letargo, quistes, diabetes, mucosidad, colesterol, flacidez. Ejemplos: Como dulce es todo lo que tenga carbono, el sabor dulce se encuentra presente en la mayoría de los alimentos; frutas, cereales, lácteos, endulzantes etc.

- Ácido: elementos principales, Fuego y Tierra. Enciende el fuego digestivo y aumenta las secreciones ácidas. Incrementa el apetito, es carminativo (elimina gases del tubo digestivo), liviano, caliente y oleoso. En exceso, genera fiebre, inflamación, quemazón, acidificación de la sangre, sensibilidad dental. Ejemplos: Todo lo fermentado, como el vinagre, queso, yogur; frutas ácidas como naranja, frutilla.

- Salado: elementos principales, Agua y Fuego. Se denomina "Sarva Rasa" que significa ¨todos los sabores¨, ya que realza el de todos los alimentos, a la vez que enciende el fuego digestivo. Estimula la digestión, aumenta el apetito, incrementa las secreciones. Es lubricante, humectante y ligeramente laxante. En exceso, genera sed, retención de líquidos, arrugas, problemas renales, hipertensión. Ejemplos: todo lo que tenga sal adicionada.

- Picante: elementos principales, Fuego y Aire. Es el sabor por excelencia para romper con las toxinas y ayudar a encender el agni. Estimula las secreciones nasales y la sudoración, clarifica los sentidos. Seca el exceso de líquido y es anti parasitario. En exceso, genera fatiga, vértigo, sequedad de semen y leche materna, aumenta la temperatura, produce diarrea y sequedad en la piel. Ejemplos: ajo, cebolla, jengibre, pimienta.

- Amargo: elementos principales, Aire y Espacio. Desintoxicante, antibacterial, antiparasitario. Alterativo (purifica la sangre), reduce los tejidos corporales. En exceso, genera desequilibrios Vata; nerviosismo, sequedad, insomnio, pérdida de fuerza, dolor, sequedad. Ejemplos: radicheta, aloe vera, chocolate amargo.

- Astringente: elementos principales, Tierra y Aire. Calmante y refrescante. Reduce las secreciones (sangrado, diarrea, sudor), cicatrizante. Remueve la flema y la bilis. Es sedativo, seca, cura úlceras, y hemorragias. En exceso, produce sequedad, constipación, cansancio, vejez prematura. Ejemplos: manzana, pera, brócoli, coliflor.

- Existe un retrogusto que puede no ser estable y es llamado "anurasa", es el sabor secundario. No hay que confundirlo con "anupana" que es medio para vehiculizar las especies o plantas utilizadas para su mayor penetración y rápida absorción, se usa de anupana el agua, el ghi, la leche, vinos, etc.

A Vata, que está compuesto por aire y éter o espacio, los sabores con aire son los que más lo desequilibran o tienden a aumentar su dosha; son los amargos, los astringentes y los picantes; calmándolo los dulces, ácidos o agrios y salados.

Pitta, compuesto por agua y fuego, se agravará con los sabores de este último; ácidos, picantes y salados, y se calmará con los dulces, amargos y astringentes.

A Kapha, que es tierra y agua, lo agravarán los sabores dulces, ácidos y salados y lo calmarán los amargos, picantes y astringentes.

De todos modos, vale aclarar que para una persona sana es aconsejado consumir los seis sabores, ya que teniendo una alimentación variada incorporamos un poco de cada cosa y nada en exceso. De hecho, en nuestra alimentación, la mayoría de las comidas rápidas tienen mucho de los sabores salado y dulce por eso al consumirlas el cuerpo tiende a sobrealimentarse para intentar obtener los nutrientes necesarios. Pueden comprobar que cuando en una comida incorporan los seis sabores se sentirán saciados más fácilmente. Esto se puede lograr muy fácilmente, incorporando especias a la preparación.

Veamos el cuadro de sabores que equilibran

Equilibran los doshas (Según orden de impacto)			
Vata	Salado	Ácido	Dulce
Pitta	Amargo	Astringente	Dulce
Kapha	Picante	Amargo	Astringente

Virya, cualidad o energía en el estómago

Luego, el alimento ya en el estómago presenta su energía fría (anabólica) o caliente (catabólica) llamada "virya"; es el efecto mediato que muestra su impacto en el dosha. Conociendo el virya del alimento, podemos saber que si es calentante desequilibrará a Pitta y equilibrará a Vata y a Kapha, y si es enfriante equilibrará a Pitta y desequilibrará a Vata y Kapha. Los alimentos calentantes aumentan la capacidad de digestión y los enfriantes requerirán más energía para poder digerirlos. Los sabores de fuego (picante, ácido y salado) producen calor y el resto (dulce, amargo, astringente) son enfriantes.

- Caliente: carnes rojas, pimienta, huevos, sal, ácido, canela.
- Frío: menta, leche, coco, coriandro, hinojo, regaliz, melón.

Para muchos autores, se agregarían estas cuatro cualidades más en el virya: seco-oleoso; pesado-liviano.

- Pesado: trigo, carnes rojas, queso.
- Liviano: leche descremada, verduras y frutas en general.
- Aceitoso: leche, miel, soja, coco, ghee.
- Seco: repollo, lentejas, verduras crudas.

Sin embargo, en realidad son diez los pares de cualidades de opuestos de los alimentos y de toda la materia en sí:

Frio/Caliente, Pesado/Liviano, Húmedo/Seco, Lento, Estable /Intenso, Rápido, Estático/Fluyente, Duro/Blando, Viscoso/ Claro, Pegado /Suelto, Tosco, Burdo/Sutil, Delicado, Denso / Líquido.

De todos estos, los que más acción y poder tienen sobre el dosha son los de naturaleza fría (anabólica) o caliente (catabólica), por eso Vagbhata, Sushruta y nosotros mismos (AYUM) consideramos estas cualidades para el virya.

Rasa y virya, gusto y energía, corresponden a la pre paka o pre digestión, es decir, es lo que sucede antes de terminar de digerir y absorber el alimento, cuando aún no forma parte del organismo, no se encuentra en sangre. Por eso el tubo digestivo es considerado externo, el alimento termina de ser tal una vez que se absorbió. O sea, aun en el tubo digestivo (ya sea esófago, estómago, intestino o colon) es externo al cuerpo, debe todavía absorberse. No somos lo que comemos sino lo que digerimos y absorbemos, si trago una moneda se eliminará tal cual, el organismo ni se enteró.

Por ejemplo, el páncreas produce dos tipos de secreciones: la endócrina, cuando libera insulina al torrente sanguíneo y la exócrina, cuando libera sus jugos pancreáticos en el duodeno.

Vipaka, o efecto post digestivo, ya en sangre

Es cuando los nutrientes ya son asimilados después de la digestión. Generan impacto en los tejidos corporales o dhatu; de acción más lenta y duradera.

Rasa afecta la mente, virya al dosha y vipaka los tejidos.

El vipaka es el producto o acción final post digestión que circula por sangre y produce Vata, Pitta y Kapha por todo el cuerpo.

Para este efecto post digestivo solo quedan tres sabores.
- Dulce (incluye al salado), siendo anabólicos.
- Ácido, metabólico.
- Picante (incluye amargo y astringente), catabólicos.

Las sustancias dulces y saladas favorecen la salivación (no en exceso), secreción de esperma y otras manifestaciones Kapha, que tienden a formar cuerpo, son anabólicas.

Las sustancias ácidas favorecen las secreciones de ese tipo en el estómago y en el duodeno. Son metabólicas, ya que realizan a la vez anabolismo y catabolismo.

Las sustancias con sabores de aire (amargo, astringente y picante) terminan siendo picantes: aumentan la sequedad y deshidratación. Son de fuerza catabólica.

Es decir, si se consume muchos alimentos de sabor dulce y salado (rajásicos o tamásicos), una vez absorbidos estarán en el cuerpo circulando en sangre con su efecto anabólico (generación de tejidos), por lo tanto se tendrá más posibilidades de tener exceso de peso, quistes, tumores, depósitos de colesterol.

Karma, acción

Es el efecto que produce el alimento. Por ejemplo, hay sustancias de acción alterativa (purifican la sangre), carminativa (ayudan a eliminar gases), diaforética (promueven la sudoración), emenagoga (regulan la menstruación), expectorante (favorecen la eliminación de la flema), etc.

Lo que nos dice el Ayurveda es que no solo debemos tener en cuenta el karma de la sustancia que incorporamos sino también el rasa, virya y vipaka ya que, por ejemplo, si Pitta tiene gases debería utilizar una hierba de acción carminativa pero de virya enfriante, de otro modo estaríamos ayudando al síntoma pero generando un desequilibrio en el dosha. Por el contrario, si es una personalidad Vata podría usar una hierba carminativa de virya calentante, como el jengibre o el clavo de olor.

Prabhava, efecto especial

Son los efectos especiales que poseen algunas sustancias que no siguen una lógica o patrón. Ejemplos: el limón, de sabor ácido debería agravar Pitta, pero tiene un prabhava de virya fría y de vipaka dulce, haciéndolo alcalino en sangre. El pescado es de sabor dulce y debería aliviar Pitta, pero es de virya calentante por lo que lo agrava. El sabor dulce es refrescante pero la miel (de sabor dulce) es de virya calentante. La cebolla es dulce, pero de energía calentante y vipaka dulce (bueno para Vata).

Como el alimento o nutriente, a las especias y plantas también se las clasifica y estudia de acuerdo al rasa, virya, vipaka.

La esencia de los elementos es el sabor, la esencia del sabor es la energía y la esencia de la energía es la persona.

Ahora veamos un resumen de lo que acontece cuando ingerimos una sustancia ("dravya"), ya sea alimento o tratamiento con plantas.

- Rasa o sabor. Guna, atributos o cualidades
- Virya, Potencia fría o caliente principalmente.

- Vipaka o efecto a largo plazo (dulce, ácido y picante).
- Karma o acción general en el organismo, el sabor es el indicador; así, lo amargo para la boca es dulce para el hígado y purifica la sangre, lo picante rompe el ama o toxina y aumenta el agni, lo dulce genera estructura, lo astringente seca, etc.
- Prabhava o acción específica de ciertos alimentos (ya sea beneficiosa o no).

Tomemos un ejemplo, la miel, para ver cómo sería su enfoque ayurvédico:

- Rasa (sabor-impacto mental): dulce. Anurasa (sabor secundario): astringente
- Virya (potencia): calentante.
- Guna: es principalmente pesada y oleosa.
- Vipaka: en sangre es picante (por eso es bueno para Kapha también).
- Prabhava o efecto especial: Estimula la espermatogénesis. Es un vehículo o anupana, al igual que el ghee y el vino; posee capacidad de penetrar profundo a los tejidos transportando las hierbas.
- Karma o acción: sedativa y a la vez vigorizante, antibacteriana, antioxidante, repara daño tisular. Tridóshica (atención Pitta en verano, nunca con alcohol, Kapha también moderado).

La miel, bajo condiciones normales, es una solución súper saturada de azúcares con tendencia a la granulación, la cual está directamente relacionada al contenido de dextrosa.

Calentada se vuelve tamásica, pues cambia su química (como los aceites insaturados): comienza con la decoloración, modificación de sabor, aroma y, finalmente, aumento en el hidroximetilfurfural (HMF.)

Notas del segundo cerebro

Un "segundo cerebro" funciona en el abdomen, que digiere y regula emociones. Su red neuronal no elabora pensamientos, pero influye en el estado de ánimo y hasta en el sueño. Además de tener más neuronas que el cerebro, en el aparato digestivo están presentes todos los tipos de neurotransmisores que existen en el cerebro.

El sistema nervioso entérico es conocido técnicamente como el segundo cerebro, mide unos nueve metros de extremo a extremo desde el esófago hasta el ano, contiene algunos 100 millones de neuronas, muchos más que la médula espinal o el sistema nervioso periférico.

Y no sólo controla el comportamiento del intestino independientemente del cerebro sino, también, afecta profundamente nuestro estado de ánimo y los estados mentales. Si todas las neuronas estuvieran en nuestro cerebro, este sería inmensamente grande; o sea, si no hubiera un segundo cerebro capaz de gobernar toda la digestión, se imposibilitaría el parto por el tamaño de la cabeza (que, de por sí, ya es doloroso).

Los neurotransmisores son el idioma de las neuronas y tanto el estómago como el cerebro tienen los mismos, pero el 95% de la serotonina se sintetiza en el sistema digestivo y pasa a la sangre.

La clave para hacer que el "cerebro de abajo" se comunique mejor con el "cerebro de arriba" recae en el rol del nervio vago, también llamado neumogástrico o X par, uno de los doce pares de nervios craneales que regulan todo el sistema nervioso.

El nervio vago, el más largo de nuestro cuerpo, es el único nervio craneal que va desde el tronco encefálico hasta los intestinos y en el camino se conecta con los oídos, la garganta, el corazón, los pulmones y el estómago.

La ciencia milenaria del Yoga siempre ha reconocido que este nervio es una vía clave en la integración del cuerpo, la mente y el alma y hace gran énfasis en purificarlo con posturas específicas y técnicas de respiración.

El pequeño cerebro que tenemos en las entrañas funciona en conexión con el grande, el del cráneo y, en parte, determina nuestro estado mental y tiene un papel clave en ciertas enfermedades que afectan otras partes del organismo.

Nuestro segundo cerebro no piensa, pero siente y puede inducir e incidir en los pensamientos. Incluso, las bacterias intestinales condicionan la personalidad.

El bienestar emocional cotidiano también depende de mensajes que el cerebro intestinal envía al cerebro craneano. Desde la digestión podemos influir en nuestras emociones. Hay una relación continua de intercambio de información entre los dos cerebros.

La complejidad del segundo cerebro hace que, según Gershon, de él dependa en parte nuestro bienestar físico y emocional cotidiano.

El ácido clorhídrico transforma el pepsinógeno en pepsina y esta es la que disuelve las proteínas. El ácido clorhídrico podríamos pensar que es el agni y por eso a Vata le cuesta digerir las proteínas

Pitta segrega mucha bilis, calienta el hígado y termina por alterar el transporte y digestión de las grasas.

Vata estimula en el sistema nervioso simpático la liberación de somatostatina. Pita estimula el simpático y parasimpático.

Algo sobre el concepto de "orgánico"

Una palabra que tiene muchas acepciones es "orgánico", veamos un par de ellas.

Una de las definiciones de todo compuesto orgánico es que posea carbono en su fórmula, y ello es lo que comemos generalmente: proteínas, hidratos de carbono y grasas, todo tienen carbono.

Por su lado, los alimentos orgánicos son aquellos productos agrícolas o agroindustriales que se producen bajo un conjunto de procedimientos denominados con esa palabra. Estos procedimientos tienen como objetivo principal la obtención de alimentos sin aditivos químicos ni sustancias de origen sintético y una mayor protección del medioambiente por medio del uso de técnicas no contaminantes.

Nutrición pàra Vata

Vata es el biotipo que más sufre con la mala nutrición y catabolismo, por lo tanto es muy importante la cantidad y calidad de su dieta.

Por lo general, debe tratar de consumir más alimento y más frecuentemente. Este proceso deberá ser paulatino, ya que tampoco es bueno comer grandes comidas cuando no se tiene hambre, pero ya que Vata es el que más se olvida de comer y el que menos interés suele tener por alimentarse (tiene poca agua, asociada al sentido del gusto, por lo tanto percibe menos los sabores y le atraen menos) deberá recordar cocinarse, ingerir aunque sea pequeñas cantidades de alimentos y no pasar muchas horas sin comer. Suele ser irregular también con los horarios y con las cantidades que consume, este es el primer punto a corregir. El cuerpo funciona mejor cuando le brindamos cantidades similares de alimento en el mismo horario todos los días, ya que preparará los ácidos y enzimas digestivas correspondientes.

Vata, al ser el más sutil, es el que más fácilmente se desequilibra con pequeños desajustes por lo tanto es el que más debe evitar la comida rápida, enlatados, procesados y comer si se encuentra nervioso o ansioso. La comida debe ser consumida en un ambiente calmo, sin distracciones como mirar la televisión o el celular.

Sus cualidades son: frío, liviano y seco, por lo tanto deberá ingerir alimentos calientes, cocidos, pesados (con consistencia) y oleosos.

Nutrición para Pitta

Las cualidades de Pitta son ser caliente, oleoso y liviano; por lo tanto, su dieta deberá ser enfriante, con más cantidad de alimentos crudos y ligeramente secante y pesada. Es la personalidad que tiene el fuego digestivo más potente de todos, por eso necesita consumir alimento, ya que si no ese fuego (enzimas, ácidos) lo empiezan a quemar. Al tener mayor capacidad de digestión, es el que más se puede permitir desequilibrios, mayor cantidad de comida o alimentos no adecuados y malas combinaciones de estos, ya que en general su alto fuego lo compensa. De todos modos, a veces no es que Pitta no sufra las consecuencias de alimentarse mal sino que las consecuencias no se ven directamente en la digestión, ya que se manifiesta como toxinas en sangre, enfermedades infecciosas o comentarios y emociones ácidas. En caso de que sí se manifieste en su digestión, dicho exceso de fuego se verá reflejado en acidez, gastritis, ulceraciones, diarrea.

Debido a su gran tendencia a la acidez es el que más se beneficia con una dieta alcalina. Ya que el hígado es uno de los órganos clave para Pitta, deberá cuidarse de consumir alimentos fritos

Nutrición para Kapha

Las personalidades Kapha son las que más se benefician con ingerir menos alimentos y con pasar periodos más largos sin comer. Ya que el sabor dulce es el que más lo desequilibra (y como dulce es todo lo que tiene carbono, y todos los alimentos tienen en cierto grado de aquel) debe reducir la ingesta de alimentos de ese tipo y consumir más bebidas de sabor amargo y astringente. Las cualidades de Kapha son: pesado, frío y oleoso, por lo tanto su alimentación debería ser caliente, cocida, liviana y seca. Si consume alimentos que lo desequilibren, esto se manifestará como digestión lenta, sensación de pesadez y generación de mucosidad. Lo ideal es que ingiera un desayuno liviano, el almuerzo como comida principal y una cena ligera y lo más temprano posible (cuando el sol se pone, nuestro fuego digestivo se apaga y también la capacidad de digestión). Los biotipos Kapha suelen tener un cuerpo resistente que se puede permitir, y lo beneficia, realizar ayuno un día a la semana. Por último, lo más importante que debe observar es si cuando se está alimentando lo está haciendo porque tiene hambre o por buscar amor y contención en el alimento.

LAS 3 LEYES O PILARES DE LA ALIMENTACIÓN AYURVEDA

La industria de la alimentación está destinada a sacar su propio provecho, las etiquetas de los productos nos dicen cosas para que los compremos y nada más. Todos los estudios "científicos" de alimentación están apoyados por estas empresas, ergo son parciales y manipulados los resultados. Además, los estudios están basados en sustancias muertas, o en ratones.

Basar la alimentación en lo que dice la etiqueta es jugar a la ruleta rusa o poner la cabeza en la boca de un león; podemos por ahí zafar o no.

Siempre hay que tener en cuenta que prácticamente no existe sustancia sin efectos colaterales. Por ejemplo, hay un auge de *raw food* (comida cruda), pero Vata con este tipo de alimentación en invierno es una vía rápida a la enfermedad. Todos tenemos distinto poder de absorción y distintas necesidades.

Ayurveda no trata los síntomas ni le interesa el nombre de la enfermedad; por otro lado, requiere la absoluta participación del paciente. Toma en cuenta el poder digestivo, el dosha, el clima, la hora, la edad, el poder de absorción, prakriti, vikriti, etc. (por eso es holística); por lo que una dieta jamás puede ser buena para dos personas. Cada uno tiene lo suyo, su metabolismo, su mente; ergo, la comparación es perniciosa y no lleva a nada. Existe una enorme variedad entre las personas. Uno podría decir que no existe "lo normal".

Repetimos, nada es bueno para todos y todo es bueno para alguien.

Un cambio notorio toma entre tres y seis meses, es lento pero duradero, por eso lo peor que se puede hacer es saltar de una dieta a otra.

Recordemos que una dieta correcta es el principal factor para el tratamiento del cuerpo físico, que está hecho de comida y pensamientos. Sin cambiarla no podemos pretender que el cuerpo, que es su producto, modifique lo que deseamos corregir.

Una dieta inapropiada es la principal causa de enfermedad y, al corregirla, estamos eliminando sus principales causas.

Veamos ahora las leyes de la alimentación según Vagbhata, un clásico del Ayurveda; son tan simples y perfectas que con solo nombrarlas ya las comprendemos:

1° Ley: Calidad

La calidad ("hitbhuka") en nuestra actualidad es condicionada por múltiples factores. Principalmente los procesos industriales, que disminuyen o modifican las características intrínsecas y beneficiosas de los alimentos y la consecuencia es que nos alejamos de los del tipo sáttvicos (que vimos anteriormente).

Por este motivo, la búsqueda de una alimentación que proponga en su totalidad, o en la medida de lo posible, en su mayor proporción, las preparaciones de diversos platos que tengan como materia prima alimentos y no productos alimentarios, es fundamental para recuperar o mantener el equilibrio de nuestra dieta.

Esto no incluye productos como los embutidos, las harinas refinadas y azúcares de caña y, por supuesto, el *fast food*.

De la misma manera, las formas de cocción son fundamentales para evitar disminuir su calidad: el microondas cambia la polaridad de los alimentos, y esto causa la disminución del prana. La sobre cocción realizada con otros métodos como hervor o calor seco (horno, parrilla) también producen la pérdida de nutrientes y de energía en menor cantidad, por lo cual es fundamental realizar las acciones necesarias sin exceder los tiempos. Evitar alimentos con cualidades tamásicas como congelados y freezados, al igual que las preparaciones recalentadas (por lo antedicho de la pérdida excesiva de prana).

La calidad de los alimentos estará dada por su cualidad sáttvica, deberán ser livianos, frescos y naturales. En una época donde la globalización permite que contemos con alimentos de diferentes latitudes durante todo el año, es importante conocer con cuáles contamos dependiendo de la estación del año en que se cultivan y se cosechan. Así, debemos conocer las características del lugar donde habitamos, para poder reconocer la soberanía alimentaria de la región a la que pertenecemos, fundando la dieta en los alimentos producidos en nuestra tierra, que no hayan requerido de pesticidas ni herbicidas para su crecimiento, aunque en los días actuales esto es un gran desafío.

Otra perspectiva para interpretar las características de los alimentos que nos nutren (o no tanto) está dada por las fuerzas que los determinan: los guna.

Alimentos sáttvicos

Son los que aportan claridad, aquellos nutrientes que nos ayudan a permanecer centrados, con nuestro intelecto agudo para interpretar de manera correcta los estímulos y sus efectos.

Sus energías nutren a la mente y, también, a nuestro cuerpo físico.

A cada uno de los dosha lo potencian para equilibrar sus excesos. Por lo cual las fuerzas presentes en constituciones Vata se beneficiarán por tener mayor quietud en sus pensamientos y, también, en el impacto físico.

A la pesadez de Kapha le aportarán mayor liviandad y movimiento, y a las constituciones Pitta le ayudarán a disminuir el fuego propio, que aumenta estados de irritabilidad e impaciencia.

Entre los grupos de alimentos con esas características se encuentran la gran mayoría del mundo vegetal en forma natural, fresco: legumbres, granos, frutas, verduras, la miel, las semillas, los aceites vegetales y el ghee (con moderación).

También se incluía la leche de vaca, aunque debemos hacer la salvedad que este tejido vivo solo será sáttvico si su origen es el real, sin modificaciones industriales. Hoy la que solemos conseguir es tamásica.

Para que un alimento sea sáttvico debe cumplir las leyes de la alimentación (calidad, cantidad, armonía y adecuación)

Alimentos rajásicos

Son los que generan movimiento, activando el fuego que produce el metabolismo y, con él, la transformación de la energía.

En este grupo estarán todos los alimentos que intrínsecamente produzcan calor: fermentos como el kéfir y los yogures. También los derivados de origen animal como el huevo y algunos quesos (siempre teniendo en cuenta la calidad de leche con la que se prepararon), los pescados, carnes de aves de corral (sin hormonas y con alimentación pastoril), vegetales con aliáceos como la cebolla y el ajo, paltas, cítricos y aceitunas

Dentro de las legumbres están los garbanzos, y dentro del grupo de las semillas, principalmente, las pimientas, en todas sus variedades.

Alimentos tamásicos

Se caracterizan por aumentar estados mentales de confusión y negatividad, haciendo crecer la oscuridad interna y la falta de lucidez para percibir.

Como resultado, generan depresión, inercia y falta de motivación.

No estimulan la nutrición en ningún plano y a ningún dosha.

Tanto el cuerpo físico como la mente resultan afectados negativamente por estos alimentos.

Se incluyen también productos como embutidos, enlatados, endulzantes artificiales, comidas rápidas, alimentos excesivamente cocidos, fritos o recalentados, el alcohol y otras sustancias que causan distorsión en nuestros sentidos.

Por último, la carne de vaca y de cerdo. No solo por su propia energía (cadáver: cero prana), sino también por las modificaciones que empeoraron la forma de producción, sobre todo en estas últimas décadas.

Recomendamos tener una huerta en el balcón, ir más a dietéticas, mercados itinerantes y, si es posible, comprar los alimentos directamente del campo. Y aumentar el consumo de frutas, verduras y semillas, ¡aprender nuevas recetas que estén de acuerdo con lo que necesitamos!

Ayurveda, sabiduría de vida, prescribe acción no medicación; nos enseña a ver todo desde otro ángulo y, al cambiar el diagnóstico, también lo hace todo el tratamiento.

Nuestra realidad es la percepción de la vida y de ello dependen nuestros pensamientos. Es por esto que es de suma importancia que la alimentación sea acorde, sáttvica.

2° Ley: Cantidad

La cantidad ("mitbhuka") tiene como principal premisa, dejar espacio para digerir en el estómago y, por consiguiente, en la mente.

Nuestra evolución física y mental está comprometida por la cantidad de alimentos que hoy tenemos al alcance de nuestra mano, sumada al ritmo de vida enajenado que nos predispone a situaciones de ansiedad.

La falta de participación, en la mayoría de los casos, en los procesos de producción de los alimentos que ingerimos, sumada a la rapidez de la obtención de productos de alto valor calórico, nos presenta un escenario de consumo excesivo de los de escasa calidad nutricional.

Nuestro organismo aún interpreta de manera orgánica la necesidad de reservar energías para situaciones de posible hambruna dadas por las estaciones del año y el acceso a los alimentos, esto genera la ilimitada capacidad de comer llevándonos a desequilibrios de nuestra constitución por alimentarnos más de lo que podemos digerir y, posteriormente, consumir.

Sumado a las múltiples opciones que se nos ofrecen al momento de elegir cuánto y qué comer, los tiempos dedicados para tal fin son mínimos y, generalmente, compartidos con otra actividad (trabajar, mirar tv, utilizar el teléfono móvil, etc.). Esto genera que la respuesta de saciedad de nuestro organismo sea tardía, e incremente aún más la cantidad consumida. Por este motivo es indispensable realizar una alimentación consciente tomando en cuenta diversas pautas:

- No llenar más de las 2/3 partes el plato.
- Siempre quedarse con una leve sensación de hambre.
- Matra o medida de cantidad del plato es de 1/3 de alimento, 1/3 de agua y 1/3 debe quedar vacío.
- Utilizar las dos manos puestas como un cuenco, para considerar la medida de la porción.
- Dejar los cubiertos al costado del plato entre bocado y bocado para permitir disfrutar y masticar suficiente el alimento.
- Masticar entre 25 y 35 veces cada bocado para mejorar la homogeneización con enzimas y dar mayor espacio de tiempo entre un bocado y otro.

La posibilidad de un ayuno semanal con dieta líquida es una opción muy sabia, recordemos siempre que una dieta líquida es de frutas y verduras hechas jugos, no licuarse un bife o una milanesa.

Actualmente, el ser humano está desnutrido o con kilos de más, aunque el estrago mayor es la sobre alimentación.

La mayoría de las especies ajustan su apetito a sus necesidades, pero seguro que los seres humanos, (y animales como cerdos, perros, ratas) no responden a ello. Somos animales *ad libitum*, o sea que podemos comer a voluntad y esto va más allá del poder adquisitivo de cada uno. Comer menos no significa bajar las vitaminas ni los nutrientes necesarios, sino no comer por gula a expensas de la mente.

En estudios de laboratorio ya está probado que la restricción calórica adecuada alarga la vida (en experimentos hechos con animales en los que a un grupo lo dejaban comer libremente y a otro grupo se le daba selectivamente lo que necesitaban; estos últimos vivieron mucho más).

Son pocas las personas con poder adquisitivo que no se tienen que preocupar o al menos cuidar su peso. Y encima gastamos mucho menos energía que antaño, ingerimos mucho más y eliminamos muchas menos calorías. Siempre recomendamos empezar a hacer algún deporte o ejercicio cuatro veces por semana (pueden ser caminatas rápidas de 30 minutos) y comer menos. Esto ya es un 50% de cualquier terapia.

3° Ley: Armonía y adecuación

Armonía y adecuación ("ritbhuka") es comer en forma adecuada, teniendo en cuenta la armonía entre los alimentos y en el lugar donde nos encontramos geográficamente, con su clima, etc. Recordemos que al final del invierno, frío y húmedo, los elementos Tierra y Agua son los que predominan, y Kapha estará dominando nuestra constitución. Pitta, principalmente, al final de la primavera y el verano por la presencia del elemento Fuego, y Vata en el otoño con su característica de una estación fría, seca y con grandes vientos.

Otro factor a tener en cuenta es la hora del día, para el Ayurveda el macrocosmos se corresponde con el microcosmos.

Los momentos del día nos determinarán, según los ciclos fisiológicos complementados con la energía del macrocosmos, las funciones de nuestro organismo, y con ello los elementos y dosha predominantes.

En las primeras horas de la mañana, 6 a.m., donde la energía Vata está finalizando, se favorecen los movimientos peristálticos de eliminación de desechos característicos de los elementos del dosha.

Luego se presenta, predominantemente, el dosha Kapha. Este, por su pesadez en los elementos Tierra y Agua indica el momento ideal para apaciguar al dosha con ejercicio físico. Asimismo, al mediodía donde el sol refleja nuestro agni (fuego digestivo) y lo potencia, es el momento Pitta donde priorizaremos el consumo de alimentos para optimizar la digestión de nutrientes.

Las variables nos darán características de las diferentes fuerzas dóshicas en cada individuo, y es importante tener en cuenta el desequilibrio presente para poder determinar la mejor combinación, y así mejorar el resultado.

La correcta combinación de los diferentes alimentos junto con las variadas formas de preparación de los platos es fundamental para obtener los resultados propuestos.

Por este motivo, las formas de cocción, priorizando las cocciones hervidas u oleosas en desequilibrios Vata, o livianas y secas como horneados para Kapha, y mayormente crudas o previamente enfriadas o entibiadas para el dosha Pitta, son herramientas para mejorar los efectos posteriores al consumo.

Los elementos que predominan en cada ingrediente y su consecuente efecto en nuestro organismo son fundamentales al momento de elegir las cantidades y cualidades en cada caso. Por ejemplo, los alimentos dulces como la remolacha o la papa serán beneficiosos en presencia de aumento de Pitta; como la acidez combinada con la dulzura de un cítrico como la mandarina será buena para Vata; o el amargo y ácido de un pomelo para Kapha.

Al idear una dieta beneficiosa, debemos tener en cuenta ciertas características individuales:

- El primer impacto que producirá el alimento en nuestro organismo será sobre la mente por medio de los sabores (rasa).
- Tener en cuenta la constitución del individuo (dosha),

- los desequilibrios presentes al momento del diagnóstico (roga),
- la característica del fuego digestivo (agni),
- el estilo de vida, las rutinas y costumbres (vihara),
- la resistencia de la persona (bala) y
- el momento del día, del año y de nuestras vidas (trikaladosha).

Cuando se hace respiración diafragmática o yógica (sacando panza) el diafragma, al contraerse, baja expandiendo la caja torácica y ayuda con esa diferencia de presión y con su movimiento a la digestión y a la prevención del reflujo, por eso también es importante saber respirar para poder digerir.

"Ahara", como ya vimos, es la dieta nutricional, y "viruddha ahara" es la incompatibilidad en la dieta nutricional, ya sea en calidad, cantidad, armonía y/o adecuación.

La incorrecta combinación de los alimentos genera ama, y muchas veces esto es el puntapié del desarrollo de nuestros desequilibrios, ergo, de la presencia de una enfermedad. Estas toxinas se manifiestan a nivel gastrointestinal como hiperacidez, cefaleas, dispepsia, reflujo, diarreas o constipación, entre otras. Esto es el resultado de la incompatibilidad de algunos alimentos, que generan que nuestro cuerpo no pueda absorber lo que digerimos.

También se debe tener presente la incompatibilidad ("viruddha") según:

- Que sea acorde al biotipo (dosha viruddha).
- Que la combinación sea correcta según los sabores predominantes en el alimento (rasa viruddha).
- Contemplando la ubicación geográfica donde uno se encuentra (loka viruddha).
- La estación del año y el clima preponderante (rutu viruddha).

- El momento del día en el cual se ingiere ese alimento (dina viruddha).
- La edad (vayam viruddha).
- El agni y su consecuente tolerancia (satmya viruddha).
- La medida correcta para cada constitución (matra viruddha).
- La preparación a realizar (samskara viruddha).
- La acción en sí (karma viruddha).
- La resistencia intrínseca de cada individuo (bala viruddha).

Para lograr la correcta absorción de nutrientes, en algunos casos se deben implementar los ayunos ("upavasa") intermitentes. Estos "recreos digestivos" tienen un efecto depurativo tanto en el cuerpo físico como en el mental.

De las combinaciones más comunes que producen incompatibilidad podemos mencionar:

- No combinar temperaturas opuestas (caliente/frío).
- Evitar alimentos de sabor amargo (guna liviano) con los que son dulces (guna pesado).
- Consumir por separado frutas y lácteos.
- Nada en exceso: ni picantes, ni salados, ni ácidos.
- Comer las frutas lejos de las comidas (evitarlas de postre).
- Evitar el consumo de carnes, principalmente rojas, ya que son acidificantes al generar radicales libres.
- No mezclar leche con pescado, ni con alimentos ácidos.
- Evitar los lácteos, ya que los procesos de producción dejan poco de la leche original y aportan muchas hormonas y aditivos (sin mencionar el maltrato a los animales).
- No utilizar la miel caliente (a más de 60 grados genera subproductos tóxicos).
- No consumir miel con vino.
- No consumir miel (virya o energía calentante) con ghee (enfriante) en partes iguales.

- No tomar agua caliente después de haber ingerido miel.
- No consumir yogur por las noches (más en Pitta y Kapha), obstruye los canales y el agni al ser más lento no absorbe bien. Además, el yogur tiene propiedades dulce, untuosa y pesada y aumenta Kapha, y por su cualidad ácida debido a la fermentación, a Pitta.
- No consumir yogur con bebidas calientes ni con frutas.

Existen unas excepciones a la incompatibilidad:
- Proceso de acostumbramiento (satmya).
- Incompatibilidad leve.

- Agni fuerte.
- Juventud, resistencia (bala, ojas).
- Actividad física cotidiana.
- El conocimiento y aplicación del uso de las especias, que es un legado del Ayurveda y constituye la alquimia, la magia y la transmutación del alimento combinando, generando nuevos sabores y potencias.

Cerramos este capítulo con un sutra védico de alimentación para recordar:

"Máxima calidad, mínima cantidad".

Por supuesto, siempre acorde…

LAS PERSONAS Y SUS DESEQUILIBRIOS, LA ALIMENTACIÓN PARA TRATARLOS

Vimos que de los tres dosha, Vata es el menos interesado en la comida. Puede olvidarse de comer, o se les quema la comida; tiende a los snack y a los alimentos y frutos secos, y agrega bebidas frías.

El miedo reprimido, la ansiedad, la angustia, las quejas, el hablar mucho…, crearán desequilibrio Vata alterando el colon.

Pitta está inclinado a las comidas fritas y grasas. También a lo ácido como el queso, la carne o las gaseosas.

La violencia, la competitividad, la frustración, la comparación, la ira contenida, causarán desequilibrio Pitta, alterando el estómago, el intestino delgado, la sangre, la piel, los ojos, el hígado.

Kapha son los que menos resistencia tienen a los dulces recargando así el páncreas y los riñones; siguen el confort y la seguridad, y el amor es una forma de seguridad; por eso son obsesivos en la necesidad de ser amados, si no reemplazan amor con la comida…, es el agua en acción, amor o apego.

La envidia, la avaricia, el apego, la dependencia, la codicia crearán desequilibrio Kapha, alterando el estómago, los pulmones, las defensas, la inmunidad, la fortaleza.

Vata necesitará alimentos enraizantes, Pitta, enfriantes y Kapha, livianos.

El enfermo y la enfermedad: rogi-roga

Se diagnostica la enfermedad o el desequilibrio y el paciente ("roga" y "rogi pariksha") para luego unirlos e ir de las partes al todo y viceversa.

Los dosha, repetimos, son fuerzas o vibraciones traducidas en fisiología, mente, biotipos, climas, edades, lugares, animales, emociones, pensamientos e, inclusive, horas del día.

Ante un mismo estímulo, esos humores o dosha reaccionan de distintas maneras, impulsados por los mismos humores. Conociendo el dosha individual se descubre el porqué de las reacciones, a qué desequilibrios se está más propenso, cómo prevenirlos y, en definitiva, qué impronta esa fuerza dejará en la vida del individuo.

Salud es llamada "swastha": "establecido en uno mismo", esto significa que se está alineado con lo que se piensa, se dice y se actúa.

La salud requiere conocimiento y voluntad, la total participación de la persona.

Tal como diagnostiquemos, el tratamiento será orientado (también sucede en el diagnóstico de vida: amor, pareja, deporte, trabajo, familia, etc.). Si diagnosticamos mal, por más que el tratamiento esté bien todo lo que sigue estará mal.

En un diagnóstico erróneo, cualquier tratamiento pasa a ser erróneo.

El tratamiento se basa en el diagnóstico, por lo tanto, es mucho más importante que aquel.

Desequilibrios

Homologando las enseñanzas védicas, solemos decir que la gastritis no está en el estómago sino en la cabeza. El cuerpo es un depósito de los pensamientos y emociones no digeridas.

Fundamental: el objetivo del tratamiento en Ayurveda es equilibrar los dosha para neutralizar el proceso de la enfermedad. En lugar de estar tratando cada patología en particular, observamos según las características que presenta, si se trata de un desequilibrio Vata, Pitta o Kapha. De este modo estamos tratando la causa del desequilibrio en lugar de los síntomas.

Las constituciones Vata tenderán a presentar desequilibrios de ese biotipo o del sistema nervioso o de conducción. Las constituciones Pitta a tener desequilibrios de ese biotipo o de un proceso inflamatorio. Los Kapha a tener desequilibrios Kapha u obstructivos. De todos modos, también es posible tener un desequilibrio que no se corresponda con nuestra prakriti ya que todos tenemos los cinco elementos. Pero, en general, los desequilibrios de otro dosha que no es el predominante son más fáciles de corregir.

Así, no hace falta que sepamos ponerle el nombre especifico a lo que nos está pasando. Al observar con qué dosha se corresponden los signos y síntomas que presentamos, podemos tratar el desequilibrio. Si tenemos mucosidad, alergia, lagrimeo nasal y más sintomatología Kapha no hace falta saber si estamos en presencia de una bronquitis o una rinitis alérgica, lo trataremos como un desequilibrio Kapha. Y eso nos brinda una infinidad de pautas de tratamiento; bajar los dulces, los lácteos, la comida fría y cruda, lo salado, consumir sabores picantes, amargos y astringentes, no dormir siesta, tirar todo lo acumulado en casa, hacer ejercicio físico vigoroso, ejercicios de respiración calentantes, etc. Y a esto le suma tener en cuenta las particularidades de la persona que tiene ese desequilibrio, ir de roga a rogi. Dos individuos con los mismos síntomas pueden tener tratamientos totalmente diferentes.

El tratamiento requiere mucha presencia y participación del paciente. Sin dudas tener una guía o un terapeuta ayuda, pero debemos ser nosotros los que realicemos un cambio a conciencia en nuestro estilo de vida para poder disfrutar de los resultados. Por eso todas estas herramientas son para que cada lector tenga en cuenta sus características únicas y así pueda descubrir qué es lo que necesita momento a momento, porque varía permanentemente.

También requerirá de paciencia, ya que cualquier método de sanación natural demanda tiempo para que podamos observar los resultados. Los cambios en la alimentación y en el estilo de vida trabajan a un nivel sutil al conectarnos con nuestra guía interna y con nuestro poder de auto curación. Y esos resultados no se observan de un día para el otro pero, sin dudas, creemos que vale la pena el esfuerzo y la espera.

Como premisa fundamental es importante entender que si bien los síntomas son la manifestación de un estado avanzado de determinado desequilibrio (y debemos prestarles atención), lo realmente significativo es descubrir la causa que generó ese desorden para poder así lograr una cura.

Interpretar los elementos presentes en mayor cantidad dentro de un individuo nos permite identificar posibles desequilibrios y formular estrategias para poder tratar, mejorar o prevenir sintomatologías probables.

Teniendo en cuenta el principio de que lo similar aumentará lo similar, podemos anticipar con seguridad que las constituciones Pitta, con gran componente de Agua y Fuego, deberán controlar este último en todas sus posibles presentaciones, evitando los alimentos picantes, ácidos, salados, la exposición al sol en exceso, los baños con agua muy calientes, los comentarios ácidos, el contestar "en caliente". Su intelecto deberá controlar la ira y mantener posturas más conciliadoras y pacíficas, "refrescando" los pensamientos antes de hablar, entendiendo que mejor que perfecto es realizable.

No ser consciente de todo esto generará que tanto fuego no permita ver, sino que queme todo a su paso exacerbando más el desequilibrio y causando inflamaciones (gastritis, dermatitis, conjuntivitis, esofagitis, colitis).

Los biotipos Vata, por el contrario, requerirán equilibrar sus elementos preponderantes con sus respectivas cualidades: seco, liviano y frío, con los gunas opuestos. Así, deberán ser pesados, con cualidades calentantes, humectantes. Que aquieten los pensamientos, calmen las ansiedades, nutran los tejidos.

El enojo da sudor caliente, Pitta. El miedo da sudor frío, Vata Kapha, por su parte, encontrará mayor beneficio en los opuestos livianos, calientes y secos. Logrando evitar estados de estancamiento, pesadez y dificultad en la digestión, entre otros síntomas.

El momento del diagnóstico es el más importante, ya que de él dependerá todo lo que se planteará como tratamiento, y de allí la efectividad que este tenga sobre el desequilibrio presente. "Dia gnosis" significa ir más allá del conocimiento, y con esta premisa debemos dedicar todo el tiempo necesario a efectuar un correcto análisis.

La mente, será lo que más tiempo llevará al momento del diagnóstico… y del posterior tratamiento.

Cuando nuestro tratamiento se basa en la compensación de elementos que se encuentran en exceso, y esto produce una sintomatología, amplía exponencialmente las propuestas de nuestra terapia. A modo de ejemplo, los diagnósticos de Epilepsia, Parkinson, Alzheimer o reuma tienen tratamientos específicos y acotados. Si esto mismo lo evaluamos desde las fuerzas dóshicas, debemos corregir Vata, y con ello comenzaríamos por tratar desequilibrios en el colon, como la constipación, síntoma típico de desequilibrio de ese biotipo.

Si bien en estados de desequilibrio avanzado, la gastritis o la constipación pueden estar asociadas a diferentes dosha, hay sintomatología que es característica de cada uno.

Así es como la falta de humectación de Vata, hará que tenga mayor tendencia a la constipación, Kapha generará flema obstructiva, y Pitta se inflamará.

Hay desequilibrios combinados (psoriasis es Vata Kapha sobre Pitta; cáncer es en principio Kapha Vata, la anorexia y bulimia tridóshicos, etc.)

Algunos desequilibrios fuerza Vata

Uno de los más característicos y primeros en aparecer es la constipación crónica, causada por la falta de agua en los elementos de este dosha. Está íntimamente ligado con el alimento, las emociones y al agua como conductor de las mismas.

Este estado de desequilibrio tiene como consecuencia una disminución del prana, limitando la movilidad digestiva y aumentando aún más la constipación.

Además de esto, a nivel mental genera que los pensamientos se tornen más sarcásticos, disminuyendo el umbral de excitabilidad y tolerancia. Afecta también nuestro estado de ánimo, disminuyendo la libido, por ende la vida sexual, el apetito y la memoria, entre otros procesos.

Esto último es causado por la alteración en la liberación de la serotonina (un neurotransmisor cuyo 90% se encuentra en el tracto gastrointestinal) encargado de modular estas funciones.

A su vez, la saturación en colon, genera una sobrecarga en el intestino delgado, aumentando la presión abdominal y afectando los procesos de detoxificación hepática, causando retención de bilis y la mala absorción de grasas en el duodeno.

Todo esto afecta el equilibrio de la microbiota presente en el intestino grueso, generando distensión abdominal con presencia de flatos, secundariamente produce deficiencias en el sistema inmunológico y endocrino, al igual que insuficiencia venosa.

Por lo tanto, como premisa ante la presencia de desequilibrios regidos por los elementos de Vata, hay que atender la constipación. Remarcar la importancia de regularizar todas las actividades a realizar durante el día. Complementar con actividad física que disminuya la movilidad de Vayu: meditación, abhyanga con aceites calentantes, yoga con asana acorde, natación, una alimentación basada en cualidades calentantes, pesadas y oleosas o húmedas, de fácil digestión. Hacer retiros de silencio, pensar antes de hablar, si lo que vamos a decir es más importante que el sabio silencio. Escuchar más, y quejarse menos.

Veamos algunos de los desequilibrios Vata:

Atrofia	Dolor de labios	Migrañas
Afasia	Dolor de oídos	Monoplejía
Ageusia	Dolor en el pecho	Nistagmo
Alzheimer	Dolor inguinal	Paraplejía
Amenorrea	Enanismo	Paresia
Angustia	Entropión	Parkinson
Anosmia	Entumecimiento de pies	Peristaltismo aumentado
Artritis	Esclerosis lateral amiotrófica	Presión dolorosa en el ojo
Artrosis	Esclerosis múltiple	Priapismo
Asma (junto a Kapha)	Escoliosis	Prolapso rectal
Bostezo	Exaltación	Ptosis
Bradicardia	Fatiga	Rectificación de cervicales
Calambres	Fibromialgia	Resecamiento de pies
Caspa	Flatulencias	Reuma
Cataratas	Fracturas	Rigidez del musculo
Cefaleas	Genu Varo	Rigidez en la espalda
Ciática	Gota	Ronquera
Cifosis	Hemiplejía	Sabor astringente en boca
Clonus	Hernia inguinal (Vata seca y Kapha desgarra las fibras)	Sjogren
Cólicos biliares	Hipoacusia	Sordera
Cólicos renales	Hipopresión	Stress
Convulsión tónica	Hipotrofia muscular	Taquicardia
Convulsión crónica	Hundimiento del globo ocular	Temblor
Convulsiones	Impotencia	Tenesmo
Coreoatetosis	Insomnio	Tensión en zona inguinal
Desmayos	Indigestión	Tinnitus
Dientes sensibles	Lesiones en SNC y Periférico	Tobillo rígido
Disminución de la excursión torácica	Lumbalgias	Tortícolis
Disminución de la secreción salival	Luxación de ATM	Uñas resquebrajadas
Disminución del sudor	Miastenia Gravis	Valgo
Dolor de dientes	Miedo	Vértigo

Algunos desequilibrios fuerza Pitta

Pitta y sus energías estarán signados por el fuego (característico de este dosha, ya que es el único que lo contiene).

Si bien no hay un desequilibrio principal al cual prestarle especial atención (como en el caso de la constipación del dosha Vata, como vimos anteriormente), tenemos que tener en cuenta que donde se presente una inflamación y/o infección estará Pitta desequilibrado.

Plantearemos en todos los casos enfriar: los pensamientos, evitando contestar con sentimientos de ira y enojo, disminuir la competencia, no criticar (y menos auto criticar), omitir las comparaciones y las exigencias.

También enfriar con las cualidades de los alimentos, evitar los salados, ácidos y picantes. Hacer baños de luna y evitar la exposición al sol, de la misma manera los colores rojos, amarillos, naranjas.

Veamos algunos de los desequilibrios Pitta:

Anemia	Herpes de boca	Pirosis
Calor abrasador	Herpes genital	Presbicia
Colitis	Híper sangrado	Proctitis
Conjuntivitis	Hiperhidrosis	Quemazón en piel
Diarrea ácida	Hipertensión arterial	Reflujo Gastroesofágico
Enfermedades infecciosas	Ictericia	Resquebrajamiento dérmico doloroso
Equimosis	Infecciones	Retardo del flujo sanguíneo
Esplenomegalia	Inflamación peneana	Sensación de quemazón en el pecho
Estomatitis	Insatisfacción.	Síndrome de Gilbert
Faringitis	Lupus.	Síndrome del Intestino Irritable (SII)
Gastritis	Maculopatías	Sudoración con olor intenso
Halitosis	Miopía	Sudoración excesiva
Hematomas	Músculo fatigado	Temperatura alta
Hematuria	Orquiepididimitis	Úlcera duodenal
Hemorragia	Orquitis	Úlcera gástrica
Hemorroides	Otitis	Vesícula roja
Hepatitis	Picazón en piel	Vitiligo

Algunos desequilibrios fuerza Kapha

Cuando pensemos en los desequilibrios de esta constitución, siempre tendremos en cuenta que es el único de los dosha que contiene tierra, y de allí su cualidad de pesado a diferencia de los otros dos.

Todo lo que representa el descenso, la inercia y la falta de movilidad será un punto importante para equilibrar a este biotipo. También todo lo relacionado con las emociones, ya que el agua, como dijimos anteriormente, es conductor de emociones por excelencia.

En todos los casos, deberemos fomentar el ejercicio, cambiar, soltar (situaciones, personas, trabajos, cosas materiales). Generar movimiento aeróbico, evitar las siestas, producir intencionalmente cambios en la rutina, desapegarse, no ser codicioso, terco o avaro.

Igualmente, proponer una alimentación que contraponga los elementos: liviana, calentante y seca, evitando ante todo la comida en exceso, los dulces, como así también los quesos y lácteos.

Veamos algunos de los desequilibrios Kapha:

Alergia	Esterilidad	Lipomas
Apego	Excesiva generación de mocos	Neurofibromas
Arterosclerosis	Excesiva grasa	Obesidad
Asma	Expectoración con flema	Palidez
Cálculos biliares	Fatiga	Pereza
Cálculos renales	Timidez	Pesadez general
Callos plantares	Forúnculos	Pólipos colónicos
Cataratas	Hidatidosis	Pólipos esofágicos
Corazón graso	Hígado graso	Pólipos vesiculares
Depresión	Híper salivación	Quistes
Diabetes	Hipercolesterolemia	Seborrea
Edemas	Hiperqueratosis	Síndrome de Pickwick
Esclerodermia	Hipertrigliceridemia	Sinusitis
Esplenomegalia	Indigestión	Somnolencia

Pilares del tratamiento en general

1. Diagnóstico correcto, causa real. Dar conocimiento es más elevado y sublime que dar alimento o dinero, ya que la ignorancia es la madre de todo sufrimiento y de todo mal.

El diagnóstico es la parte más importante de todo. A veces nos mentimos y a la mente le gusta que lo hagamos, estemos (todos) atentos con eso.

2. Atender el complejo mental; cambio, comprensión, transformación, manejos mentales.

3. Parar de aumentar el ama o toxina (la causa real). No darle atención o hacer crecer pensamientos inútiles y dañinos como culpas, cargos de conciencia, remordimientos, memorias o emociones nocivas.

4. Eliminar ese ama hecho cuerpo (a través del ayuno, la actividad física, una dieta).

5. Alimentación acorde a calidad, cantidad, armonía y adecuación (conductas según la hora del día, la estación del año y la edad).

6. Plan viable, factible y realizable, acorde al paciente y su situación corporal, mental, espiritual, social y económica.

Algunos desequilibrios tridóshicos ("sannypatika")

Cáncer, anorexia, infarto, pérdida del deseo de comida, sida, hemorroides, psoriasis (Vata - Kapha sobre Pitta), desmayos y, en definitiva, todo lo que sea crónico pasa a ser tridóshico, más allá del dosha iniciador

Algunos desequilibrios dosha combinados

Vata-Pitta- Kapha	Cáncer (empiezan Vata - Kapha, luego pasan a ser tridóshicos). Psoriasis (también al principio es Vata - Kapha). Bulimia. Anorexia. Sida.
Vata-Pitta	Gota. Diarrea. Hipertiroidismo. Gastritis. Úlceras gástricas o duodenales. Reuma. Alteraciones sanguíneas. Anemia. Mielomas.
Vata-Kapha	Asma. Indigestión. Cáncer. Enfisema, EPOC. Artrosis. Enfermedades desmielinizantes. Guillain Barré. Parkinson. Azoospermia. Esterilidad.
Pitta-Vata	Gota. Gastritis. Colon irritable. Diarrea. Fiebre. Hipertensión arterial. Colitis ulcerosa. Úlcera gástrica. Esofagitis por reflujo. Miopía.
Pitta-Kapha	Diabetes. Obesidad. Depresión (puede llegar a tendencias suicidas). Colesterol. Rinorrea. Congestión. Hipertensión arterial.
Kapha-Vata	Cáncer. Indigestión. Vómitos. Tos. Sinusitis.
Kapha-Pitta	Bocio. Somnolencia. Sueño excesivo. Congestión. Hipotiroidismo. Diabetes. Obesidad. Depresión. Cataratas. Glaucoma.

Para el Ayurveda, no nos cansaremos de decirlo, no hay enfermedades incurables sino enfermos incurables. Pero no hay fórmulas, cada individuo es único, cada enfermedad también lo será, ambos son particulares, irrepetibles; por eso el Ayurveda estudia a ambos por separados, para luego unirlos e ir de las partes al todo y del todo a las partes.

El 70% de nuestras células (de nuestro cuerpo) es agua, por lo cual responde o influye en su arquitectura el amor, el dar, la luna… El agua es el elemento más misterioso de todos, da la vida, la emoción, la memoria, el amor, la tolerancia, la paciencia, la adaptabilidad, la flexibilidad, la unión, la devoción, la grasa corporal, la elasticidad, la compasión, la relajación, la frescura… ¡pero también es apego!

La célula responde con quistes (de agua o grasa) o displasias, al pensamiento con atracción, con apego… y lo hace en lugares específicos (mamas, ovarios).

Y ahora… ¡a la cocina!

Como siempre decimos, un gramo de práctica vale más que un kilo de teoría, por lo tanto llegó el momento de llevar a la práctica todo lo que hemos tratado en esta primera parte.

En el recetario encontrarás las recetas sugeridas para cada biotipo. Pero, recordemos que los dosha, además de arquetipos de personalidad, son desequilibrios, climas, momentos del año. Así, las recetas para Vata las pueden poner en práctica los que tengan prakriti Vata, los que estén cursando algún desequilibrio de este biotipo, los que vivan en un lugar con clima ventoso y seco, o cuando estemos en otoño y principio del invierno.

Asimismo, todas las recetas que encontraras aquí son del tipo sáttvico, por lo tanto, a menos que haya una contra indicación especial (por ejemplo no utilizar especias picantes si tenemos un desequilibrio Pitta), todos las podemos preparar y disfrutar. Debido al estilo de vida occidental moderno, que tiende a agravar a Vata (comida recalentada, enlatada, freezada, *fast food*, microondas), es fundamental dedicarnos un rato a preparar nuestro propio alimento, más allá de la indicación del dosha en particular, sin dudas eso será sanador. Estaremos añadiendo ese componente sutil tan importante; estaremos dedicando tiempo a hacer algo por nuestra salud y bienestar al cocinar con amor para nosotros y para los que nos rodean.

Muchas veces la elección de una comida no es tan saludable simplemente por una cuestión de tiempo. Solemos pasar muchas horas fuera de casa y cuando llegamos queremos cocinar rápidamente o debemos resolver nuestra alimentación cotidiana fuera de casa. Por lo tanto, es muy importante estar bien organizados en la cocina para que preparar nuestro alimento sáttvico sea simple de hacer y no nos gane el *fast food*.

A diferencia de lo que muchos creen, se puede cocinar en poco tiempo y divirtiéndonos. Eso sí, será de gran ayuda si ya contamos con los ingredientes y utensilios necesarios.

Por lo tanto, aquí brindamos una lista de estos y de algunos alimentos no perecederos, que creemos que no pueden faltar en nuestra alacena:

Utensilios indispensables
- Sartén
- Cacerola mediana
- Cuchara de madera
- Licuadora
- Mini pimer
- Bowl
- Exprimidor

Alimentos indispensables
- Comino
- Coriandro
- Jengibre
- Cardamomo
- Cúrcuma
- Canela
- Sal marina o rosada
- Azúcar mascabo
- Arroz basmati
- Garbanzos
- Lentejas
- Porotos mung
- Almendras
- Nueces
- Avena
- Coco rallado

En muchos de los platos utilizaremos un mismo principio de cocción ayurvédica denominado "vaghar". Este es un proceso en el cual las especias que son semillas (comino, coriandro, mostaza, hinojo, fenogreco) se calientan en aceite y ghee para añadir sabor y sus propiedades a la comida. Si bien en la cocina ayurveda se suele recomendar la cocción de los alimentos, es importante no sobre cocinarlos para que no se vuelvan tamásicos.

Entonces, cuando cocinemos verduras, lo cual se hace rápidamente, el vaghar se prepara primero; colocamos un poco de aceite o ghee en la sartén o cacerola, lo calentamos y le añadimos las especias. Luego de dos o tres minutos estas comenzarán a liberar sus aromas y a hacer un pequeño sonido de explosión. En este momento podemos agregar las verduras y tapar para conservar el aroma.

En el caso de cocinar legumbres o sopas, que tienen un tiempo de cocción más largo, podemos añadir el vaghar cuando estén casi terminadas. En este caso podemos colocar un poco de aceite en un cucharon metálico profundo, acercarlo a la hornalla y cuando se caliente añadir las semillas. Una vez que han desprendido su aroma podemos incorporarlo a la preparación y revolver hasta integrar.

Esta base puede utilizar para realizar cualquier preparación y poder así personalizar el alimento añadiendo el medicamento (especias) que necesitemos en tus comidas.

Más allá de los aspectos prácticos o concretos que hacen a la preparación, el Ayurveda hace mucho hincapié en el aspecto sutil y la intención en lo que hacemos.

Por lo tanto, cuando cocinemos es importante hacerlo de forma relajada, escuchando un poco de música, teniendo el celular en silencio y sabiendo que se está haciendo con amor algo que va a ayudar a nutrir y cuidar nuestro cuerpo (físico y mental). También, al estar 100% presentes en la actividad, vamos a poder conectar con la intuición del organismo y lo que este nos pide (un poco más de esta especia, evitar un alimento en particular), que no es lo mismo que responder a antojos. Y, de la misma forma, observar lo que los ingredientes nos están diciendo, ya que los alimentos vivos no son estáticos; una fruta puede tener mayor o menor contenido de líquido al estar más o menos madura, lo que puede hacer que la misma receta no lleve el mismo tiempo de cocción cuando la hagamos en días diferentes.

Lo mismo sucede a la hora de sentarnos a la mesa. Es ideal una pequeña bendición o agradecimiento por ese alimento que va a pasar a formar parte de nuestro cuerpo (puede hacerse en silencio, sin ningún tipo de ritual), un clima agradable para comer, un poco de decoración y buenas compañías sin distracciones pueden nutrirnos y ayudarnos a digerir mucho mejor, de la misma forma que el mejor alimento sáttvico.

Antes de pasar a las recetas, a la hora de comer recordemos la importancia de dónde y con quién estoy, la forma de comer, qué y cuánto…, en fin, volvemos a mencionar las cuatro leyes ya que influyen notoriamente en la alimentación: calidad, cantidad, armonía y adecuación con mi desequilibrio, si lo hubiera, y si no, como prevención según mi constitución.

RECETARIO PARA EL EQUILIBRIO AYURVEDA

VATA

RECETAS PARA VATA Y DESEQUILIBRIOS VATA

CHUCRUT

 RINDE:
1 frasco mediano

 TIEMPO DE FERMENTACIÓN:
2 semanas

 TIEMPO DE COCCIÓN
30 minutos

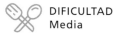 **DIFICULTAD**
Media

1 repollo o col blanca

Sal marina (el 2% del peso de la col)

Especias a gusto: enebro, eneldo, laurel

1. Retirar las hojas superficiales del repollo. Cortarlas en cuartos, quitando el centro. Luego con una mandolina o un cuchillo bien afilado, rebanar lo más fino posible y pesar.

2. Colocar en un bowl grande, para 1kg hay que utilizar 20g de sal junto con la especias.

3. Amasar las hojas durante varios minutos hasta notar que se ablandan. Reservar.

4. Colocar en un frasco limpio y seco presionando para evitar que quedo aire, logrando que el líquido tape la superficie del repollo. Si el líquido que ha soltado no es suficiente para cubrir, agregar cantidad suficiente de agua hervida previamente enfriada.

5. Colocar un peso encima para que el repollo quede siempre sumergido. Cerrar el frasco con una tapa a rosca o un paño seco y limpio.

6. Los primeros días luego de la preparación, si la opción fue utilizar un frasco con tapa, abrir y volver a taparlo (en el proceso de fermentación se produce CO_2 que debe ser expulsado). En el caso de utilizar un paño para tapar, controlar que no haya contaminación.

7. Guardar en un lugar fresco y seco por 2 semanas y luego en heladera hasta el consumo.

Está preparación es ideal para la constitución Vata, ya que los sabores ácidos y salados equilibran a este dosha. Además, la presencia de probióticos (microorganismos que aportan beneficios para el organismo) que se generan debido a la fermentación, son importantes para mantener o recomponer la microbiota intestinal. Esta es una excelente entrada para aumentar la potencia del principal fuego digestivo.

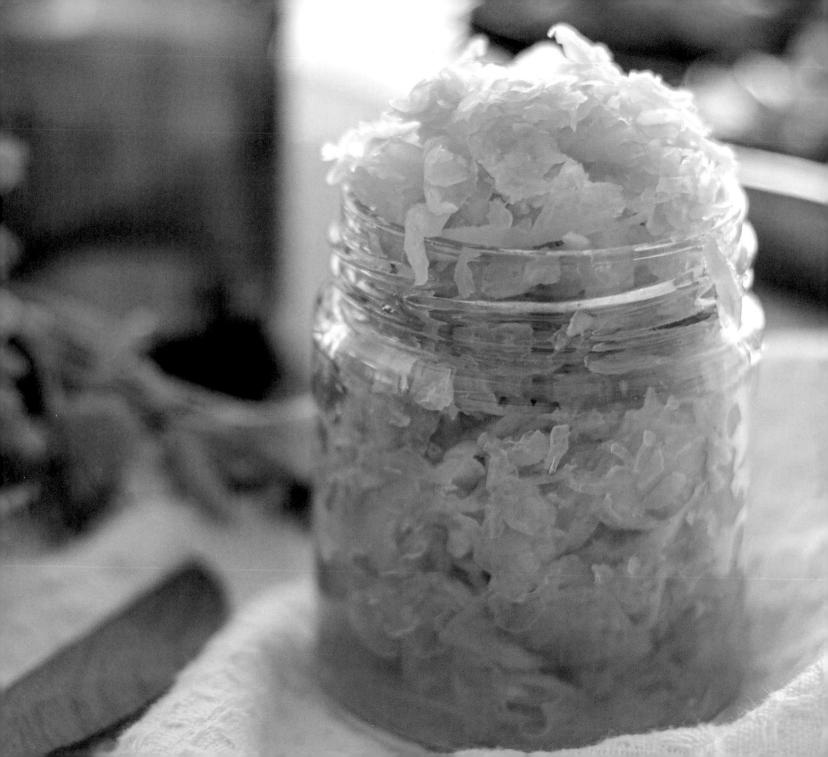

CREMA DE SÉSAMO Y POROTOS

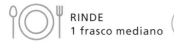 **RINDE**
1 frasco mediano

 TIEMPO DE PREPARACIÓN
15 minutos

 TIEMPO DE COCCIÓN
40 minutos

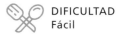 **DIFICULTAD**
Fácil

1 taza de porotos negros cocidos

6 cucharadas de semillas de sésamo blanco

2 cucharadas de aceite de lino

4 cucharadas de aceite de girasol

½ diente de ajo, picado

½ cucharadita de curry

Sal marina, cantidad necesaria

Agua de cocción: cantidad necesaria

1. Dejar en remojo los porotos en agua por 8 h.

2. Colar, lavar y cocinar en agua hirviendo en relación 3 a 1 con la legumbre hasta que se ablande. Retirar del fuego y colar (reservar el agua de cocción).

3. Verter los porotos en un bowl y agregar las semillas de sésamo blanco, junto con las especias y el aceite.

4. Procesar hasta obtener una crema firme. Agregar agua de cocción, si fuera necesario, para obtener la consistencia deseada.

5. Colocar en un frasco limpio y seco. Guardar en la heladera hasta por 5 días.

Además, los porotos, por tener cualidades pesadas, son ideales para mejorar desequilibrios en esta constitución.

Los aceites vegetales ayudan a lubricar la preparación y tienen un impacto de humectación en los dathus. Al combinar las semillas de girasol y lino, aportamos los aceites esenciales omega 3 y 6 en proporciones ideales para nuestro organismo.

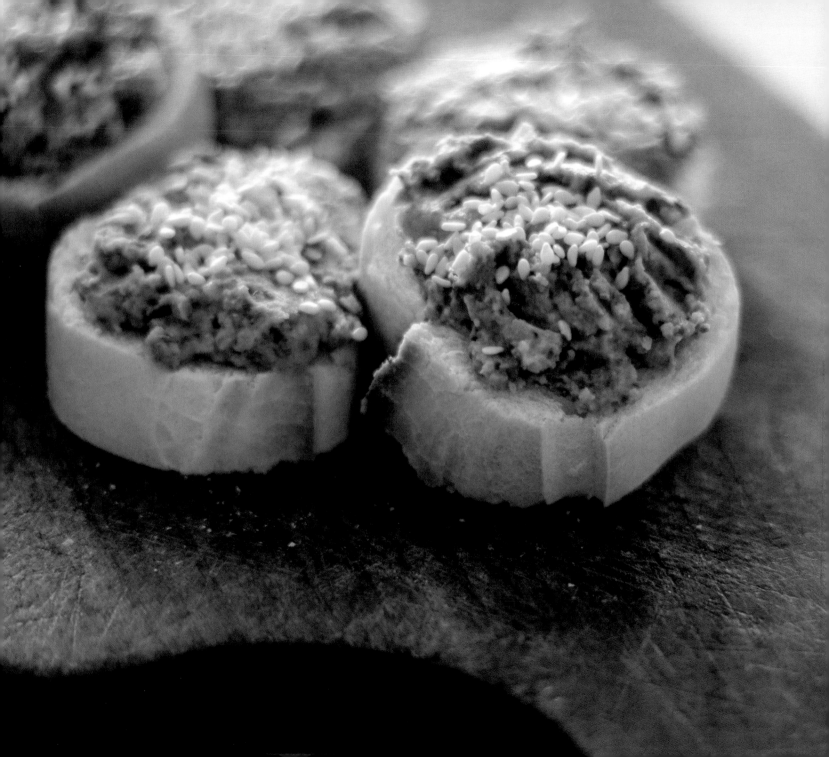

PAD THAI

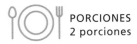 **PORCIONES**
2 porciones

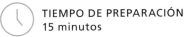 **TIEMPO DE PREPARACIÓN**
15 minutos

 TIEMPO DE COCCIÓN
15 minutos

 DIFICULTAD
Media

200 g de fideos de arroz

2 cucharadas de
azúcar mascabo

8 cucharadas de
salsa de soja

2 cucharadas de
jugo de lima

1 zanahoria grande o
dos pequeñas, cortada
en juliana gruesa

3 cebollas de verdeo con
sus hojas, cortada al bies

6 champiñones, fileteados

1 diente de ajo, fileteado

½ morrón rojo, cortado
en juliana gruesa

2 cucharadas de aceite
de coco neutro

4 cucharadas de
maní pelado

1. En un recipiente pequeño mezclar el azúcar mascabo con la salsa de soja y el jugo de lima, hasta que el primero se disuelva. Reservar.

2. Preparar los fideos de acuerdo a las instrucciones del envase. Colar y reservar.

3. En una sartén colocar el aceite y, una vez que esté caliente, saltear la cebolla de verdeo y el ajo. Agregar las zanahorias, el morrón y los hongos y cocinar por 3 o 4 minutos más, revolviendo de vez en cuando.

4. Agregar los fideos y la salsa de soja y mezclar para que se integren todos los ingredientes. De ser necesario, se puede añadir un chorrito de agua si la preparación queda muy seca.

5. Servir en el plato y decorar con el maní (se puede procesar ligeramente para que quede triturado).

Cuando hablamos de cocina ayurveda uno tiende a pensar en la cocina de la India, pero no necesariamente es así, aunque abundan muchos platos típicos de ese país. Para que una comida sea ayurvédica, lo importante es conocer las cualidades del alimento y saber así a quién le hará bien consumirlo siguiendo el principio de que "lo similar incrementa lo similar". El pad thai es un plato tradicional tailandés, su salsa contiene sabores dulce, ácido y salado que son justamente los tres sabores que equilibran a Vata.

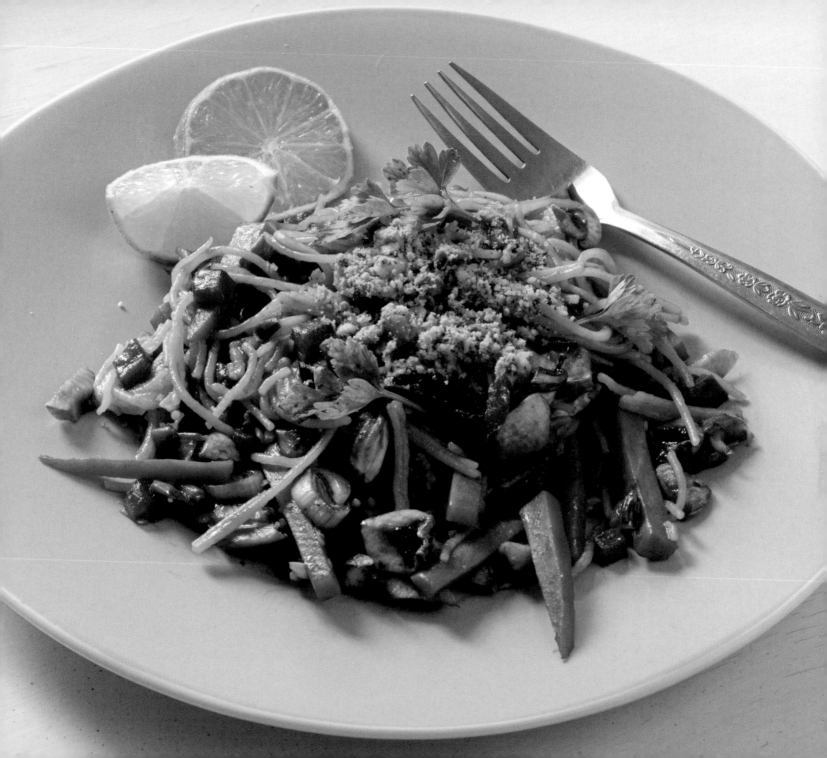

KICHADI CON HONGOS FRESCOS

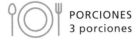 **PORCIONES**
3 porciones

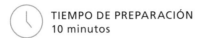 **TIEMPO DE PREPARACIÓN**
10 minutos

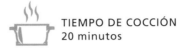 **TIEMPO DE COCCIÓN**
20 minutos

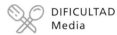 **DIFICULTAD**
Media

½ taza de arroz arborio

¼ de taza de porotos aduki.

1 cebolla morada mediana, cortada en cubos pequeños

½ morrón rojo, cortado en cubos pequeños

½ morrón verde, cortado en cubos pequeños

1 zanahoria chica, cortada en cubos pequeños

10 champiñones, fileteados

½ cucharadita de semillas de comino

2 rodajas de jengibre, picadas

½ cucharadita de semillas de mostaza

½ cucharadita de cúrcuma

1 ramita de tomillo fresco

1 cucharada colmada de ghee

3 tazas de agua

Sal marina, cantidad necesaria

1. Dejar en remojo por 8 horas previamente los porotos y el arroz. Colar, lavar y escurrir bien. Reservar

2. Calentar una sartén, agregar el ghee para que se disuelva.

3. Añadir el jengibre y las semillas de comino y mostaza, luego incorporar las verduras y cocinar hasta dorar. Agregar los champiñones y continuar la cocción por unos minutos.

4. Reducir el fuego, añadir las almendras picadas groseramente y parte de las pasas de uva. Mezclar y cocinar hasta alcanzar el punto (color) deseado, teniendo cuidado de que la preparación no se queme.

5. Mezclar y cocinar hasta alcanzar el punto (color) deseado, teniendo cuidado de que la preparación no se queme.

6. Incorporar el agua y la rama de tomillo y cocinar hasta que rompa el hervor, siempre destapado. Condimentar con la cúrcuma y la sal marina.

7. Una vez que comience a hervir, bajar el fuego a mínimo y tapar. Cocinar por 15 minutos. Apagar el fuego, dejar reposar 5 minutos más y servir.

Este plato aporta una excelente calidad de proteínas, junto con minerales y vitaminas. Además, los elementos presentes en los hongos aportan cualidades opuestas a las presentes en el dosha Vata, ya que posee elementos con guna pesado como la tierra.

Las especias potencian el efecto calentante, además mejoran la distensión abdominal y la absorción de nutrientes evitando generar toxinas.

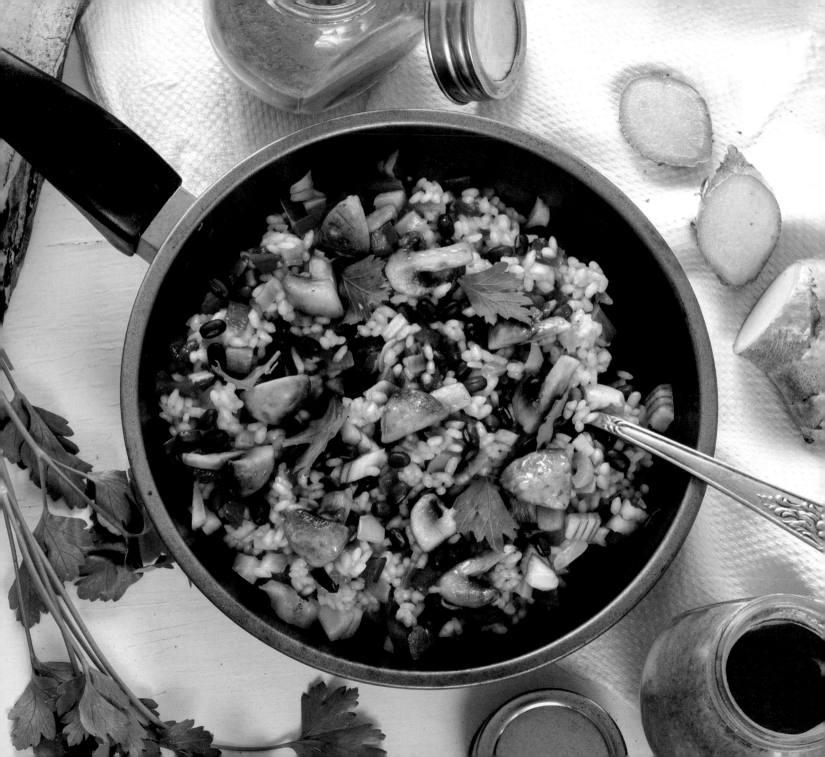

HALVA

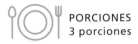 **PORCIONES**
3 porciones

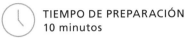 **TIEMPO DE PREPARACIÓN**
10 minutos

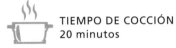 **TIEMPO DE COCCIÓN**
20 minutos

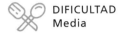 **DIFICULTAD**
Media

1/2 taza de aceite de oliva

1 taza de sémola

1/2 taza de azúcar

2 tazas de agua

1 cucharadita de canela molida

Pasas de uva, cantidad necesaria

Almendras peladas, cantidad necesaria

1. Preparar un almíbar disolviendo 1 taza de azúcar en el agua. Hervir de 3 a 4 minutos. Reservar.

2. Agregar el aceite en una cacerola grande y calentar con fuego mediano.

3. Cuando comienza a humear, añadir en forma de lluvia la sémola, removiendo continuamente hasta que tome un color marrón claro.

4. Reducir el fuego, añadir las almendras picadas groseramente y parte de las pasas de uva. Mezclar y cocinar hasta alcanzar el punto (color) deseado, teniendo cuidado de que la preparación no se queme.

5. Retirar y añadir el almíbar. Llevar nuevamente al fuego, bajarlo y continuar revolviendo hasta que la mezcla quede uniforme. Cuando se espese bien, añadir el azúcar restante y volver a mezclar.

6. Retirar y cubrir por unos 10 minutos. Luego verter en un molde, dejar enfriar y desmoldar.

7. Espolvorear con canela, agregar las pasas y las almendras y servir.

El sabor dulce y las cualidades pesadas de este postre garantizan un efecto sumamente beneficioso en las constituciones Vata.

La canela potencia el efecto aportando sus propiedades, junto con las pasas y las almendras.

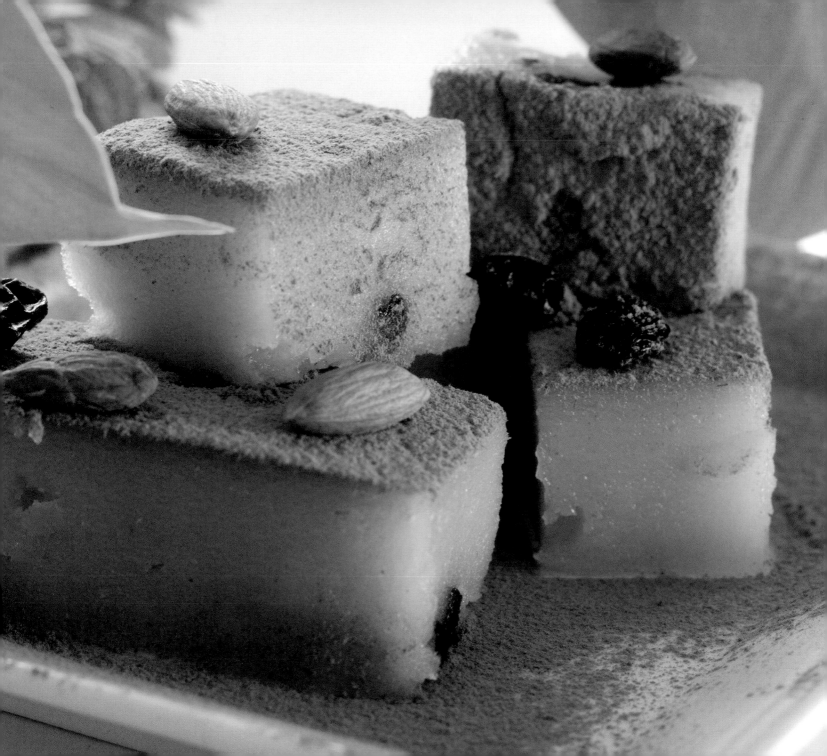

PATÉ DE ALMENDRAS Y DÁTILES

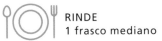 **RINDE**
1 frasco mediano

 TIEMPO DE PREPARACIÓN
10 minutos

 TIEMPO DE COCCIÓN
10 minutos

 DIFICULTAD
Intermedia

1 cucharada colmada de ghee

1 taza y media de dátiles remojados, sin carozo y trozados

10 almendras peladas

3 cucharadas de coco rallado

3 vainas de cardamomo molido

1 cucharada al ras de semillas de amapola

1/2 taza de leche de almendras

1 cucharada al ras de semillas sésamo

1. Colocar los dátiles en remojo por un mínimo de 4 horas. Colar, quitar los carozos y trozar.

2. Colocar en una sartén el ghee e incorporar las semillas de amapola y de sésamo. Tostar por 1 minuto. Agregar los dátiles, las almendras picadas, el coco rallado, el cardamomo (retirar la vaina y moler con mortero las semillas) y la leche.

3. Cocinar de 5 a 10 minutos hasta que se reduzca el líquido y la preparación quede con la consistencia de una mermelada.

4. Envasar en un frasco de vidrio bien limpio, cerrar y guardar en la heladera.

Esta preparación, debido a que contiene ingredientes muy nutritivos, es un excelente rasayana (sustancia que ayuda a combatir enfermedades y promueve la longevidad). Se recomienda su consumo para personas que estén padeciendo alguna enfermedad, niños en crecimiento, embarazadas, etc. Se puede consumir solo o en tostadas, pancakes, postres...

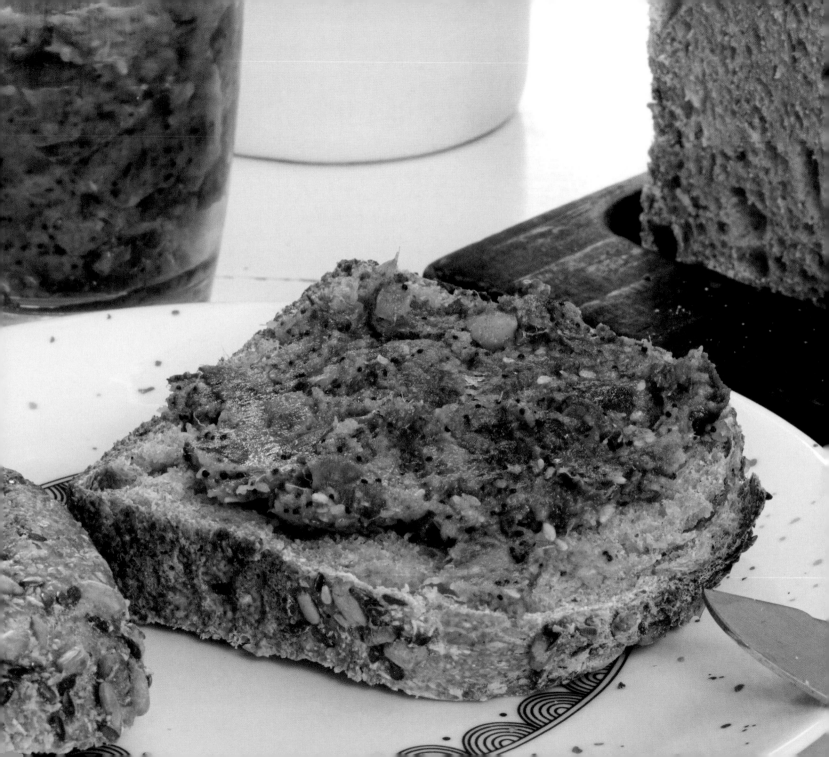

LECHE DE LUNA

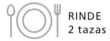 **RINDE**
2 tazas

 TIEMPO DE PREPARACIÓN
10 minutos

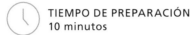 **TIEMPO DE COCCIÓN**
5 minutos

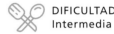 **DIFICULTAD**
Intermedia

2 tazas de agua

50 g de nueces

1 pizca de sal

Unas gotas de
esencia de vainilla

1 cucharadita de flores
de lavanda comestibles

Endulzante, a gusto

1. Procesar el agua con las nueces, previamente remojadas, la sal y la esencia de vainilla hasta obtener una consistencia cremosa.

2. Colocar en una cacerola a fuego mediano, llevar hasta el hervor y cocinar unos minutos para que la preparación se espese.

3. Apagar el fuego, colocar las flores de lavanda en un infusor de té metálico e introducirlo en la cacerola. Dejar reposar entre 5 a 10 minutos. Retirar el infusor, endulzar y servir.

La lavanda es un excelente relajante natural y la leche de nueces tiene la cualidad de pesadez, por lo tanto esta bebida es ideal para ayudar a que Vata concilie mejor el sueño. Se puede tomar por la noche, aproximadamente una hora después de la cena.

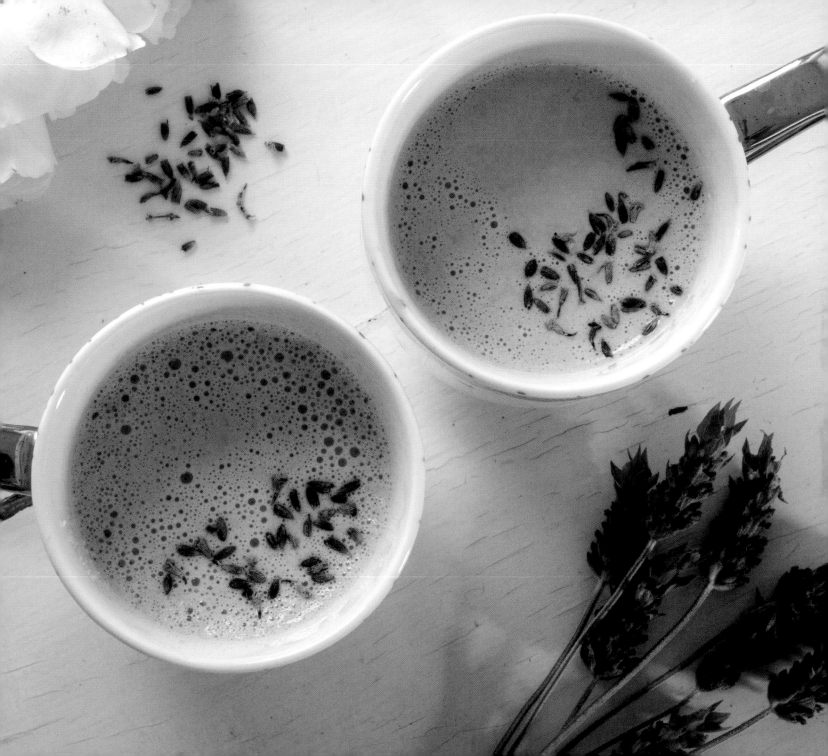

MASALA PARA VATA

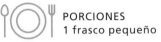 **PORCIONES**
1 frasco pequeño

 TIEMPO DE PREPARACIÓN
5 minutos

 TIEMPO DE COCCIÓN
2 minutos

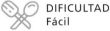 **DIFICULTAD**
Fácil

25 g de jengibre en polvo

3 ramas de canela

25 g de pimienta negra en grano

25 g de semillas de comino

Una pizca de sal de roca

1. Triturar con el mortero las ramas de canela y colocar todos los ingredientes, excepto el jengibre, en una sartén a fuego bajo. Calentar por 1 o 2 minutos solo para eliminar el exceso de humedad.

2. Procesar y agregar el jengibre en polvo. Mezclar bien.

3. Colocar la preparación en un frasco y cerrar con una tapa hermética. Se conserva en perfectas condiciones aproximadamente por 15 días. Es delicioso para condimentar ensaladas, sopas y verduras cocidas, siempre agregando al final de la cocción.

La palabra "masala" significa mezcla de especias. Tener uno preparado acorde a nuestra constitución es una forma fácil de modificar las propiedades de los alimentos a través del uso de especias. Por ejemplo, a Vata le hace bien consumir legumbres, ya que son un alimento muy nutritivo que le aporta elemento Tierra pero, en general, como tiene un fuego digestivo bajo le cuesta digerirlas. Al agregar especias carminativas (que ayudan a eliminar gases) a la preparación ayudamos a su agni para que pueda procesarlas mejor.

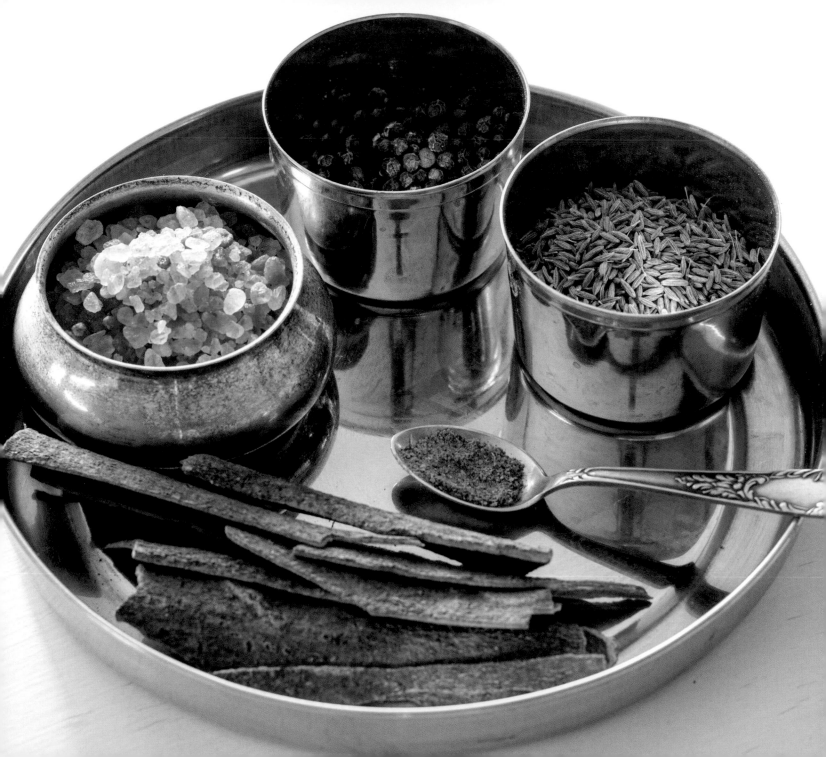

PITTA

RECETAS PARA PITTA Y DESEQUILIBRIOS PITTA

MAYONESA VEGANA DE PLÁTANO

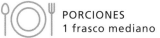 **PORCIONES**
1 frasco mediano

 TIEMPO DE PREPARACIÓN
10 a 15 minutos

 TIEMPO DE COCCIÓN
20 minutos

 DIFICULTAD
Fácil

2 plátanos verdes

2 cucharadas de agua

Jugo de 2 limones

6 cucharadas de aceite neutro

Una pizca de sal marina

Opcional: 1 cucharada de levadura de cerveza (nutricional)

1. Cocinar los plátanos con sus cáscaras al vapor o hirviéndolos (hasta notar, al pincharlos, que están blandos). Pelar cuidadosamente cuando todavía están calientes.

2. Mezclar la sal, el jugo de limón y el agua. Incorporar la levadura en el caso de incluirla.

3. Procesar los plátanos y la mezcla del punto anterior con una mini pimer, agregando lentamente el aceite hasta obtener una crema.

4. Colocar en un frasco limpio y seco y llevar a la heladera, donde se mantiene en perfectas condiciones por 2 días.

Esta preparación es ideal para constituciones Pitta. Los plátanos tienen una gran cualidad astringente, lo cual compensa el posible exceso de agua en este dosha.

Si bien el limón es de sabor ácido, por lo cual debería agravar Pitta, tiene un prabhava de virya fría y de vipaka dulce, equilibrando las personalidades de Fuego.

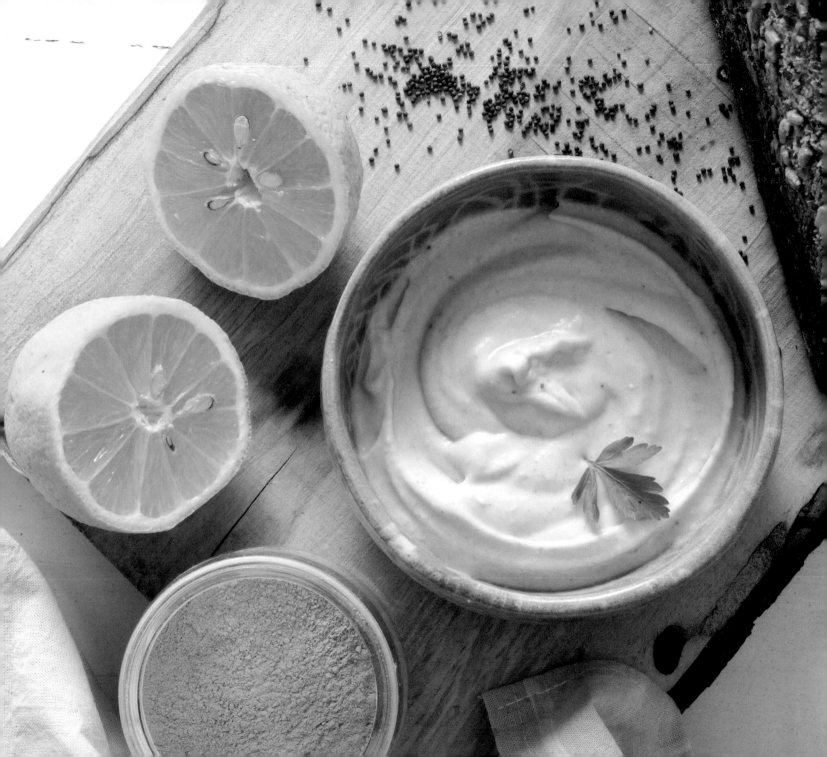

CREPE DE CALABAZA

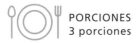 **PORCIONES**
3 porciones

 TIEMPO DE PREPARACIÓN
40 minutos

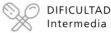 **DIFICULTAD**
Intermedia

2 huevos

1 taza de puré de zapallo cabutia cocido

¾ taza de harina de avena

Una pizca de sal

Una pizca de nuez moscada

Ghee, cantidad necesaria

Para el relleno:

12 puntas de espárragos cocidas.

1 taza de repollo morado macerado (cortado en juliana y condimentado con sal marina, revolviendo hasta que se ablande).

12 hongos portobello, fileteados.

1 morrón rojo asado, cortado en juliana.

1 palta madura.

1. Cocinar el zapallo cabutia con su cáscara en un horno con fuego moderado hasta que esté completamente blando. Retirar y, con una cuchara, separar de la cáscara. Hacer un puré y reservar.

2. Colocar el puré junto con los huevos, la harina y los condimentos en un bowl, e integrar todo hasta obtener una mezcla homogénea. Dejar reposar por 30 minutos.

3. Calentar una sartén o panquequera y pincelar con una cucharadita de ghee. Con un cucharón de sopa, colocar la cuarta parte de la mezcla de crepe en la sartén, moviendo constantemente hasta cubrir toda la base.

4. Cocinar unos minutos hasta ver pequeñas burbujas en la superficie del panqueque. Dar vuelta cuidadosamente y finalizar la cocción.

5. Para el armado, colocar en el centro del crepe unas cucharadas de palta pisada, sobre esta disponer las puntas de espárragos, el morrón y el repollo morado macerado. Finalizar con los hongos fileteados, enrollar y servir.

El fuego digestivo es importante en Pitta y, para controlarlo, esta es una excelente entrada que genera saciedad.

El zapallo tiene características astringentes que mejoran los desequilibrios presentes en Pitta. Además, su sabor dulce aporta el elemento Tierra, que brinda en constituciones de Fuego un peso adicional.

Los espárragos son eficaces para controlar la híper acidez del sistema digestivo, teniendo efectos beneficiosos para todos los dosha.

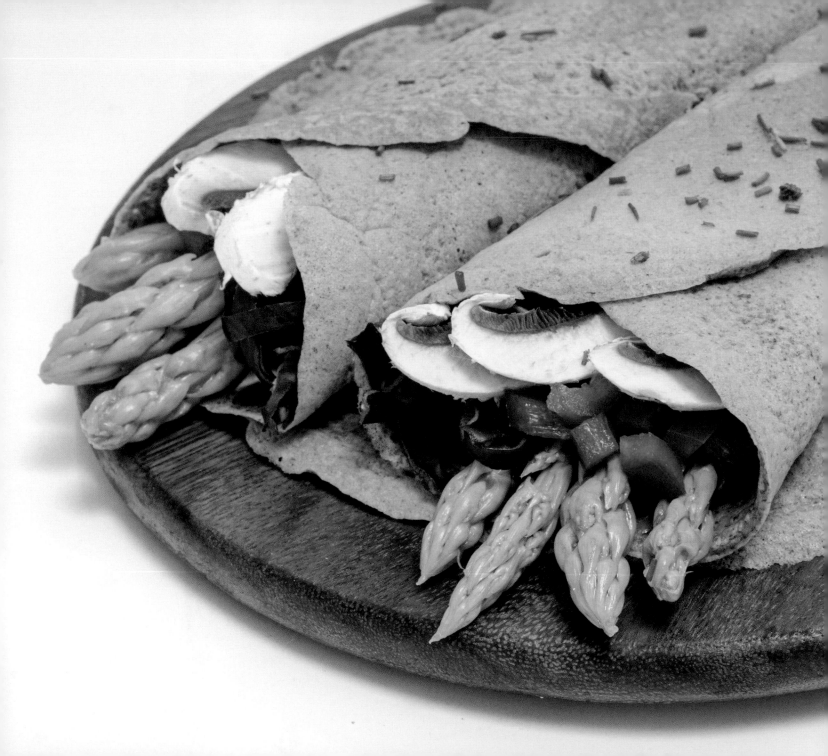

KICHADI VARIANTE PITTA

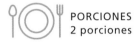 **PORCIONES**
2 porciones

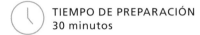 **TIEMPO DE PREPARACIÓN**
30 minutos

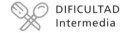 **DIFICULTAD**
Intermedia

½ taza de lentejas turcas

½ taza de arroz basmati

1 morrón verde, picado

1 morrón amarillo, picado

1 cebolla morada mediana, picada

1 rodaja de jengibre fresco

½ hinojo cortado en cubos

1 cucharadita de semillas de comino

1 puñado de hojas de cilantro o de perejil, picadas

1 cucharada de ghee

5 tazas de agua potable

Sal marina, a gusto

1. Calentar el ghee en una cacerola, agregar las semillas de comino, los morrones, el hinojo, la cebolla, el jengibre picado y condimentar con sal marina. Cocinar hasta que los vegetales estén blandos.

2. Lavar las lentejas y el arroz hasta que el agua esté clara. Escurrirlos y agregarlos a la mezcla del punto anterior y dextrinizar (dorar levemente).

3. Incorporar el agua, llevar a hervor y luego bajar el fuego. Cocinar con la cacerola tapada hasta que los granos estén tiernos.

4. Decorar con el perejil o el cilantro picado y servir.

Esta preparación es un plato simple y variado. El fuego Pitta a veces no puede esperar y esta combinación de lentejas y arroz asegura que la cocción sea relativamente corta y que podamos contar con una comida nutricionalmente completa.

El comino y el hinojo, además de ser potentes digestivos, aportan virya frío que controla los fuegos presentes en las constituciones Pitta.

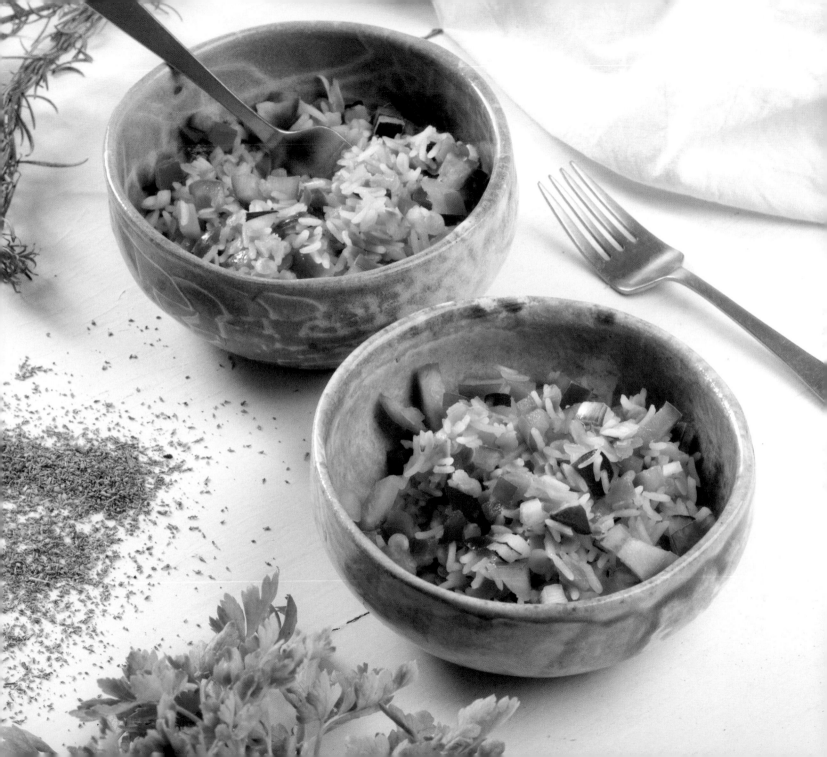

SPAGHETTIS DE ZUCCHINI CON CHUTNEY DE COCO

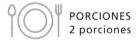 **PORCIONES**
2 porciones

 TIEMPO DE PREPARACIÓN
10-15 minutos

 TIEMPO DE COCCIÓN
5 minutos

 DIFICULTAD
Fácil

2 zucchinis

¼ de taza de coco rallado

1 rodaja de jengibre

Un puñado de hojas de menta

Un puñado de hojas de cilantro o de perejil

½ taza de garbanzos cocidos

2 cucharadas de aceite neutro

Sal y pimienta, a gusto

Agua, cantidad necesaria

Leche de coco, opcional

1. Lavar los zucchinis y cortarlos con un pelapapas o a cuchillo en forma de spaghettis. Reservar.

2. Procesar todos los demás ingredientes, agregando un chorrito de leche de coco, si se quiere, para suavizar la preparación.

3. Colocar los spaghettis en una sartén y llevar a fuego directo hasta calentar.

4. Colocar los spaghettis en los platos y agregar el chutney preparado en el punto 2.

5. Mezclar bien y servir.

La menta es una excelente fuente de hierro y no presenta los efectos secundarios de consumirlo en comprimidos. Es aperitiva, digestiva, aumenta y realza el sabor. Si se conserva en la heladera, dura de tres a cinco días en perfectas condiciones. En caso de preparar esta receta para Kapha, se puede agregar ajo y cebolla.

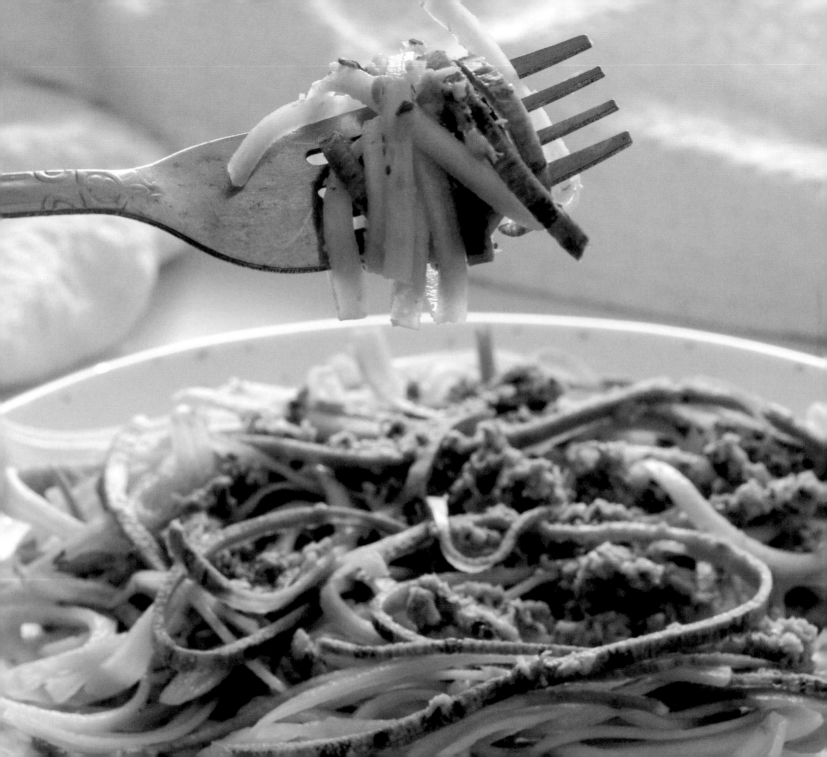

LICUADO DE LECHE DE COCO Y PERAS

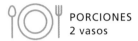 **PORCIONES**
2 vasos

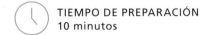 **TIEMPO DE PREPARACIÓN**
10 minutos

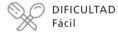 **DIFICULTAD**
Fácil

2 peras maduras

400 cc de bebida vegetal de coco

Semillas de 2 vainas de cardamomo

1 cucharadita de aceite de coco

Azúcar orgánica, opcional

1. Lavar y pelar las peras, retirar el centro y cortar en trozos grandes.

2. Colocar las peras en una licuadora agregando la bebida vegetal de coco, el aceite, las semillas pulverizadas previamente y, si se quiere, azúcar orgánica a gusto.

3. Licuar hasta integrar bien todos los ingrediente y servir frio.

Esta receta es ideal para Pitta, especialmente en verano.

El efecto astringente de las peras compensa el exceso de agua presente en esta constitución y se complementa con la cualidad enfriante del coco, mejorando la potencia del fuego propio del dosha.

Las propiedades dulces del cardamomo aportan el elemento tierra, además es expectorante, carminativo y tónico cardiaco, entre otras virtudes.

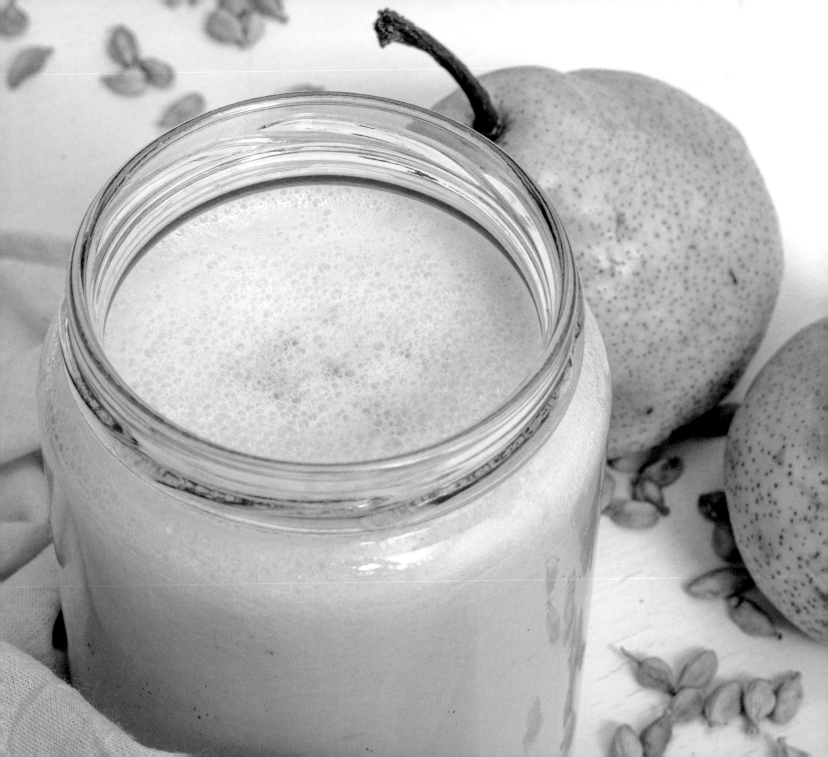

MOUSSE HELADO DE MANGO

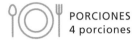 **PORCIONES**
4 porciones

 TIEMPO DE PREPARACIÓN
20 minutos

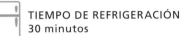 **TIEMPO DE REFRIGERACIÓN**
30 minutos

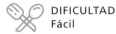 **DIFICULTAD**
Fácil

½ taza de aquafaba
(agua de garbanzos)

½ taza de azúcar orgánica

1 mango grande y maduro

1 cucharada de
cremor tártaro

½ cucharada de
agar-agar (2grs)

6 cucharadas
soperas de agua

1. Pelar el mango y retirar el hueso o carozo. Trozar la pulpa y procesar hasta obtener una consistencia cremosa. Reservar.

2. Colocar el aquafaba en un bowl y batir hasta observar que se forma una espuma.

3. Agregar el cremor tártaro y el azúcar en dos veces, y continuar batiendo hasta que la preparación no se caiga del batidor.

4. Simultáneamente, colocar el agua con la cucharada de agar-agar disuelta a fuego directo hasta que hierva. Cocinar por unos minutos.

5. Agregar al batido de aquafaba la crema de mango y el agar-agar, mezclando en forma envolvente para evitar que se baje la preparación.

6. Colocar en recipientes para servir y llevar a heladera por 30 minutos. Servir frío.

Este postre es simple y rápido, aportando el elemento tierra ideal para constituciones de fuego. La fruta (mango) además de su rasa dulce y su virya enfriante, tienen cantidades significativas de vitaminas C y E, flavonoides, beta-caroteno, niacina, calcio, hierro, magnesio y potasio.

También es una buena opción para constituciones Vata, eso sí, controlando que esté a temperatura ambiente unos minutos antes de servir. Para constituciones Kapha, reemplazar parcial o totalmente el azúcar por stevia y el mango por cacao amargo.

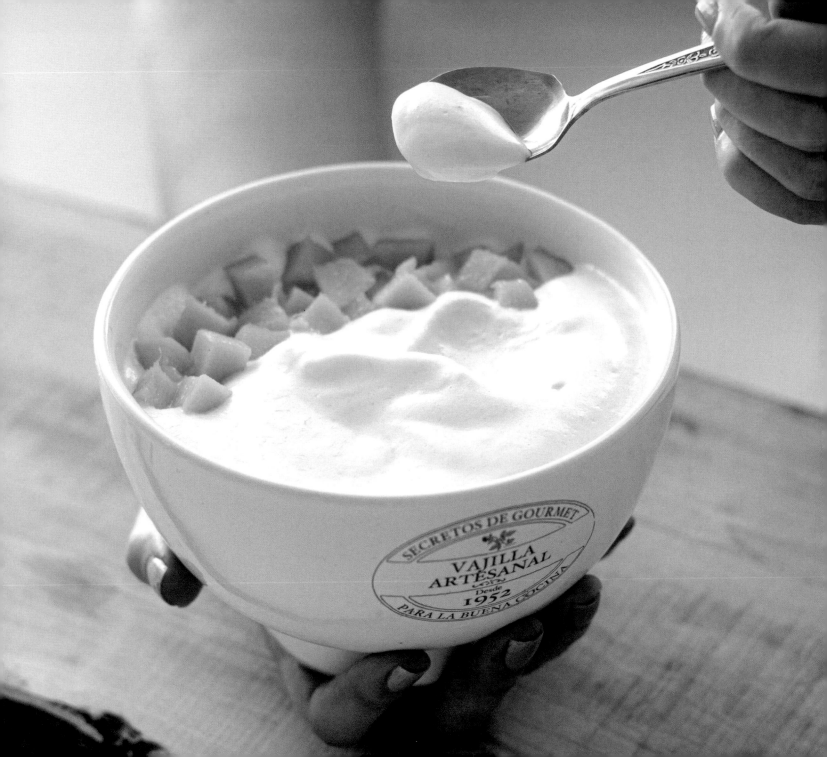

INFUSIÓN DE HINOJO Y MANZANILLA

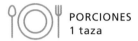 **PORCIONES**
1 taza

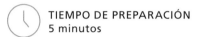 **TIEMPO DE PREPARACIÓN**
5 minutos

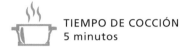 **TIEMPO DE COCCIÓN**
5 minutos

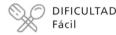 **DIFICULTAD**
Fácil

1 taza de agua

1 cucharada de flores de manzanilla

1/3 de cucharadita de semillas de hinojo

1. Colocar el agua con las semillas de hinojo en una cacerola a fuego fuerte.

2. Cuando hierva bajar la llama a fuego medio y cocinar por 5 minutos. Retirar y añadir las flores de manzanilla.

3. Dejar reposar por 10 minutos, colar y servir.

Sugerimos no endulzar las infusiones para poder aprovechar el impacto que el rasa (sabor) particular de cada hierba tiene en la mente y no distorsionarlo añadiendo algo dulce. La manzanilla alivia las biliosidades características de Pitta y los dolores de cabeza de origen digestivo. Además, atenúa la congestión de la sangre y estimula la menstruación. Es una planta sáttvica que tiene la propiedad de ser gran equilibradora de las emociones. El hinojo fortalece el agni sin agravar a Pitta, es carminativo y antiespasmódico. Su aroma refrescante actúa en la mente y favorece la concentración mental.

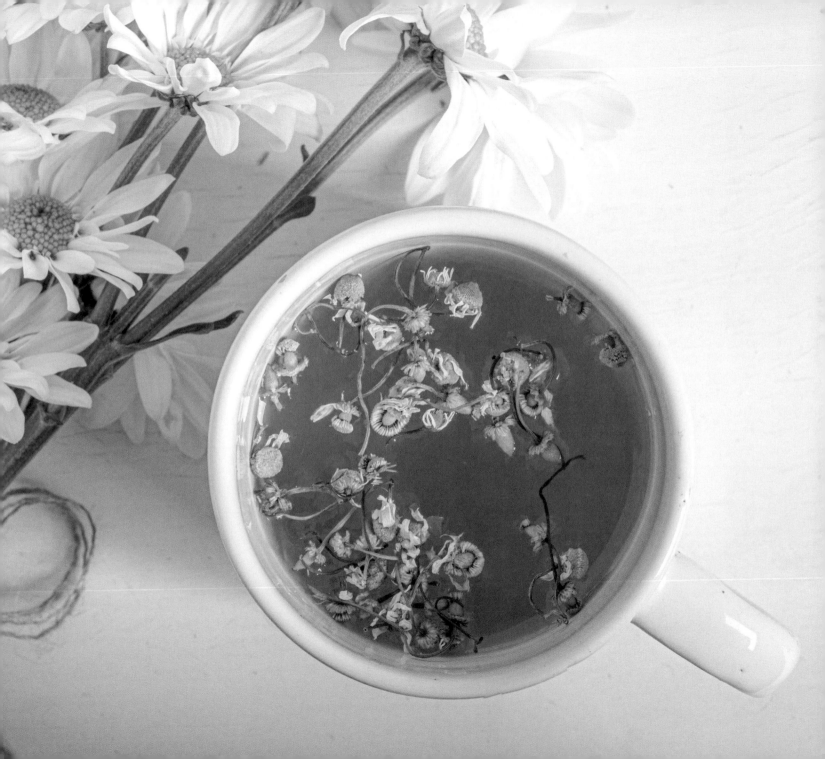

MASALA PARA PITTA

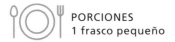 **PORCIONES**
1 frasco pequeño

 TIEMPO DE PREPARACIÓN
10 minutos

 TIEMPO DE COCCIÓN
2 minutos

 DIFICULTAD
Fácil

10 g de coriandro

5 g de polvo seco
de menta

10 g de cúrcuma

25 g de semillas de hinojo

5 vainas partidas
de cardamomo

10 g de semillas de comino

1. Colocar las semillas de hinojo y de comino, el coriandro y las vainas de cardamomo en una sartén a fuego bajo por uno o dos minutos, para eliminar el excedente de humedad.

2. Dejar enfriar y llevar a un molinillo de café. Triturar.

3. Mezclar la preparación del punto anterior con la menta y la cúrcuma. Envasar y conservar en un frasco de vidrio.

Este masala contiene una mezcla de hierbas que en Ayurveda se denominan ¨pachana¨, esto quiere decir que ayudan a digerir la comida sin elevar el fuego digestivo, lo que es ideal para Pitta. Se puede agregar a ensaladas, sopas, legumbres, verduras cocidas o beber haciendo una infusión. Las especias en polvo siempre deben agregarse al final de las cocciones para que no se pierdan sus propiedades..

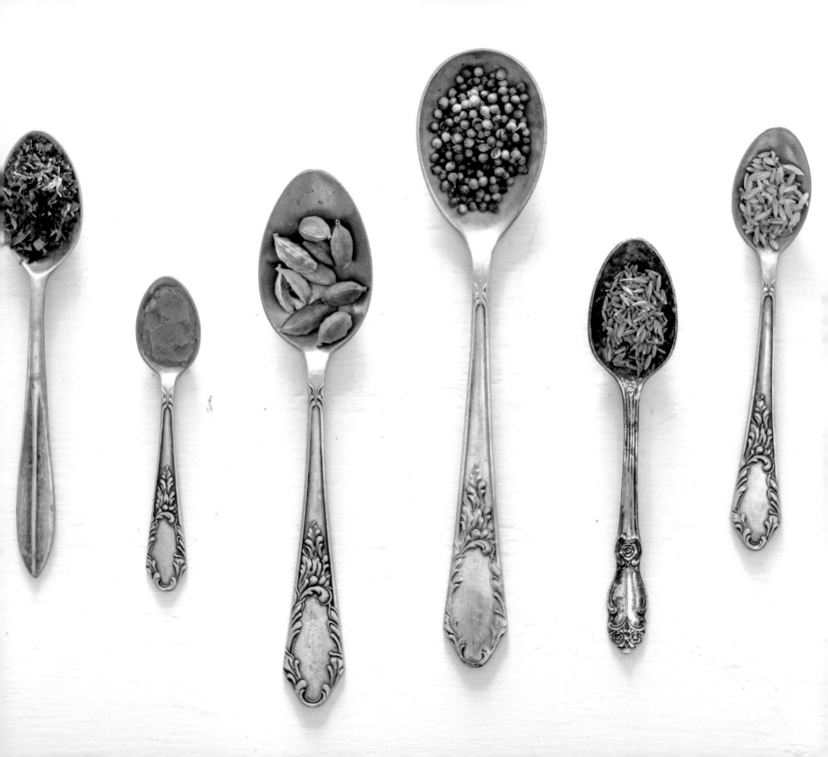

KAPHA

RECETAS PARA KAPHA Y DESEQUILIBRIOS KAPHA

CRACKERS DE HARINA DE GARBANZOS CON PATÉ DE ALMENDRAS

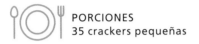 **PORCIONES**
35 crackers pequeñas

 TIEMPO DE PREPARACIÓN
15 minutos

 TIEMPO DE COCCIÓN
30 minutos

DIFICULTAD
Intermedia

Para las crackers:

250 g de harina
de garbanzos

1 cucharadita de
sal marina

½ taza de semillas molidas
(de girasol, sésamo, lino)

Pimentón, cúrcuma,
pimienta, a gusto

Agua, cantidad necesaria

Para el paté:

1 taza del bagazo de la
leche de almendras

1 chorrito de aceite de oliva

1 chorrito de agua

Sal, pimienta, cúrcuma,
pimentón, a gusto

Cebolla de verdeo,
ciboulette o
aceitunas, a gusto

1. Para las crakers, colocar todos los ingredientes secos en un recipiente y mezclar. Ir agregando agua a medida que se revuelve para integrar todo.

2. Estirar la masa (que es pegajosa) del punto anterior en un molde untado con aceite, o cubierto con papel manteca o con una base de silicona. Formar galletitas de 3 o 4 mm de espesor. Es útil usar una espátula de silicona mojada con agua. Marcar con cuchillo para facilitar el corte posteriormente y hornear a horno bajo hasta que estén secas y crocantes, aproximadamente de 30 a 40 minutos. A la mitad del tiempo de cocción, se pueden dar vuelta.

3. Para el paté, mezclar el bagazo con el aceite de oliva, agregar los condimentos deseados junto con cebolla de verdeo, ciboulette o aceitunas picadas. Agregar agua y revolver hasta obtener la consistencia deseada. Dura de 3 a 5 días en la heladera.

Las crackers aportan sabor astringente, que colabora para secar el exceso de agua del dosha. También es un snack de cualidad sáttvica que, con el paté (de alto contenido de proteínas), brinda saciedad a Kapha.

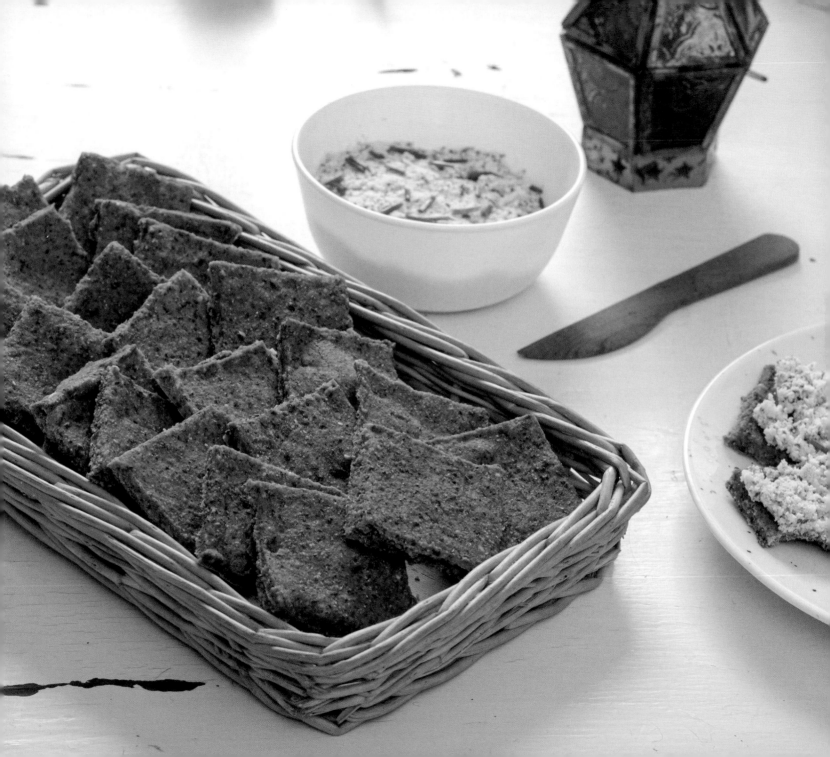

PIZZA DE BATATA

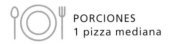 **PORCIONES**
1 pizza mediana

 TIEMPO DE PREPARACIÓN
10 minutos

 TIEMPO DE COCCIÓN
45 minutos

 DIFICULTAD
Complejo

1 batata grande

1\4 de taza de harina de arroz

3 cucharadas de avena

1 cucharadita de polvo de hornear

1 cucharada de semillas de chía

3 cucharadas de agua

1 pizca de ajo en polvo

Condimentos para pizza

1/2 cucharadita de sal marina

1/2 cebolla morada, cortada en aros

1\4 de morrón cortado en cubos

1 cebolla de verdeo cortadas en rodajas

Salsa de tomate, cantidad necesaria

1. Cocinar la batata al vapor, luego pisarla. Reservar.

2. Colocar las semillas de chía con las tres cucharadas de agua y dejar reposar 5 minutos (se va a formar un gel). Agregar esta mezcla a la batata pisada y mezclar. Reservar.

3. En un bowl, ubicar la harina de arroz, la avena (previamente molerla en un molinillo de café o en una procesadora hasta obtener una harina), el polvo de hornear, la sal y el ajo. Revolver y empezar a agregar de a poco la batata, integrando todos los ingredientes. La masa tendrá una consistencia frágil.

4. Hacer un bollo con la masa y colocarlo sobre una asadera que tenga una lámina de silicona o papel manteca. Con palo de amasar estirarla hasta que tenga forma de pizza (espolvorear con harina de arroz, para que no se pegue).

5. Cocinar la pizza en un horno medio por 20 minutos aproximadamente, hasta que la base esté un poco crocante. Darla vuelta, cubrir con la salsa de tomate y agregar las verduras, los condimentos y un chorrito de aceite de oliva. Cocinar por 10 minutos más y, por último, llevar al piso del horno para que la base quede bien crujiente. Retirar y servir

Kapha significa flema; es el dosha más propenso a presentar mucosidad y alergia. Por lo tanto es conveniente que evite consumir lácteos, que son muy alérgenos, ya que presentan sus mismas cualidades: pesados, fríos y oleosos. Por eso recomendamos, en esta original pizza, reemplazar el queso por verduras de sabores pronunciados.

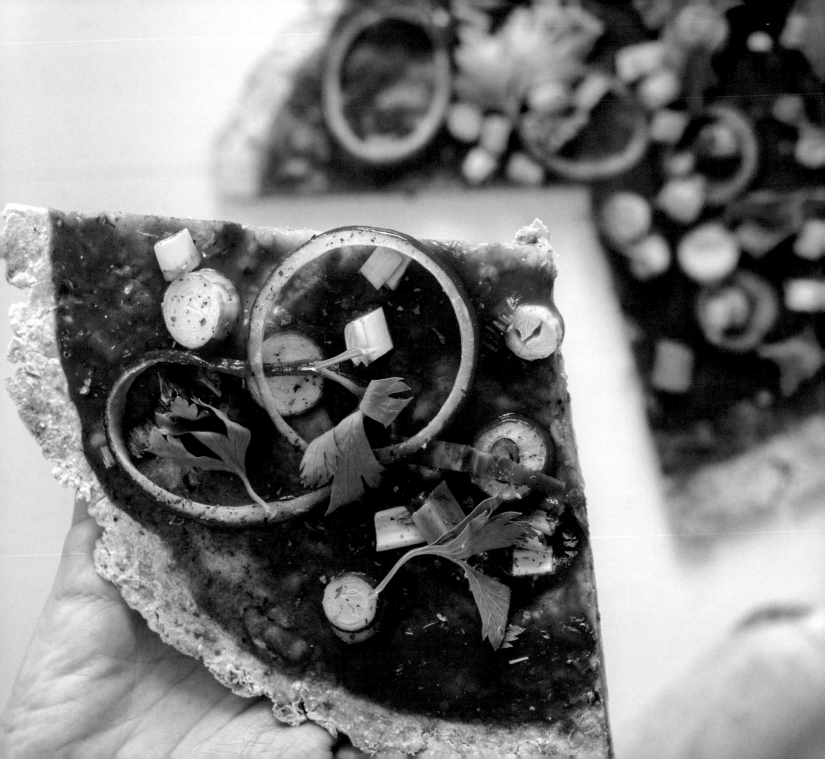

KICHADI CON POROTOS ADUKI

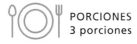 **PORCIONES**
3 porciones

 TIEMPO DE PREPARACIÓN
10 minutos

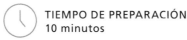 **TIEMPO DE COCCIÓN**
15-20 minutos

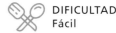 **DIFICULTAD**
Fácil

1 cucharadita de
aceite de girasol

¼ cucharadita de semillas
de mostaza negra

1/4 cucharadita de
semillas de comino

1/2 cucharadita de cúrcuma

3/4 cucharadita de sal marina

3 hojas de curry o
¼ cucharadita de
curry en polvo

1 cucharadita de
jengibre fresco picado

1/4 taza de porotos
aduki remojados

1/2 taza de arroz basmati

1/2 cebolla picada fina

½ taza de brócoli picado

2 tazas y ½ de agua

1. Calentar el aceite en una cacerola, agregar las semillas de mostaza y comino. Calentar hasta que las primeras empiecen a explotar.

2. Añadir la cebolla, la sal, las hojas de curry y el jengibre. Cocinar hasta que las cebollas estén tiernas.

3. Lavar los porotos y el arroz hasta que el agua esté clara. Incorporarlos junto con la cúrcuma y saltear.

4. Agregar el agua y el brócoli, llevar a hervor y luego bajar el fuego. Cocinar a fuego lento con la olla tapada hasta que los granos estén tiernos. Retirar y servir.

Esta receta puede ser consumida en invierno o cuando estemos cursando algún desequilibrio Kapha, especialmente con mucosidad en las vías respiratorias, ya que los porotos aduki, la cúrcuma y el brócoli aportan sabor astringente que ayuda a secar las secreciones, mientras que el sabor picante presente en el jengibre, las semillas de mostaza y la cebolla colaboran para destruir el ama.

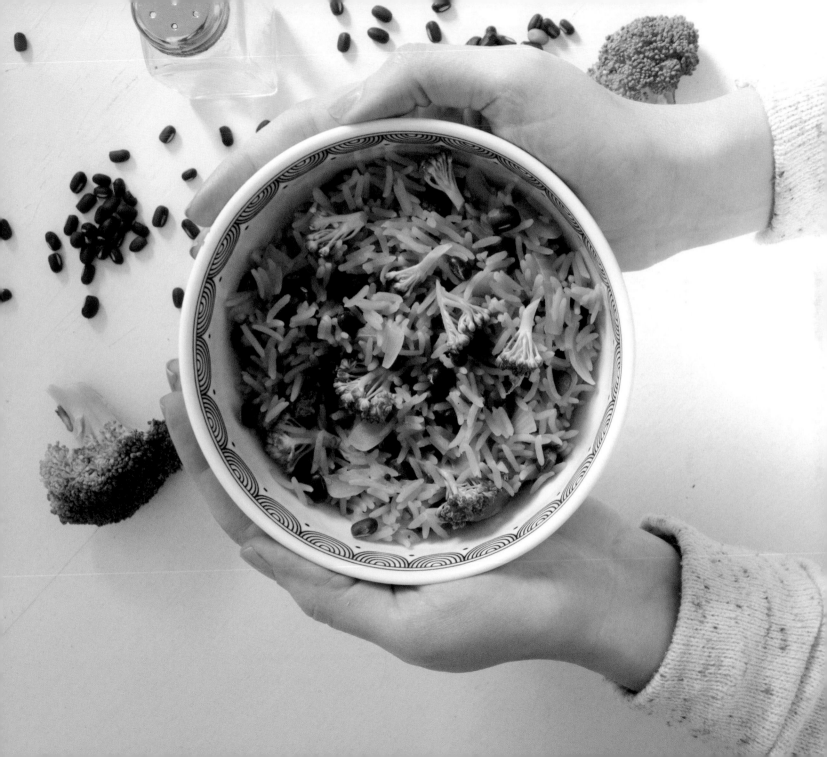

ARROLLADO DE ESPINACA

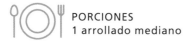 **PORCIONES**
1 arrollado mediano

 TIEMPO DE PREPARACIÓN
30 minutos

 TIEMPO DE COCCIÓN
15 minutos

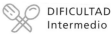 **DIFICULTAD**
Intermedio

2 paquetes de espinaca

2 huevos

1 taza de harina de avena

½ taza de salvado de avena

2 cucharadas de aceite neutro

½ cucharadita de nuez moscada

½ cucharadita de ajo en polvo

2 zanahorias ralladas

2 tomates, cortados en rodajas

1 taza de puré de garbanzos (humus)

Sal marina, a gusto

Una pizca de pimienta negra

1. Lavar las espinacas y escurrir bien. Trozar groseramente y ccocinar en sartén con la cucharada de aceite neutro hasta que se ablande y se reduzca. Procesar hasta obtener una pasta homogénea.

2. Mezclar con el resto de los ingredientes, hasta obtener una mezcla pareja.

3. Colocar en una fuente antiadherente o forrada con papel manteca bien engrasado. Formar un rectángulo de 25 cm por 30 cm, con un espesor de 0,5 cm, aproximadamente.

4. Llevar a un horno medio por 15 minutos, evitando el exceso de cocción para que no se endurezca demasiado. Retirar y desmoldar frío.

5. Cubrir el arrollado, teniendo en cuenta no completar hasta los bordes, con zanahoria rallada, rodajas de tomate y puré de garbanzos. Enrollar y llevar a heladera envuelto en papel film hasta el momento de servir.

Esta receta es una opción ideal para generar sensación de saciedad en constituciones Kapha. Las espinacas son una excelente fuente de fibra y mejoran los desequilibrios propios del dosha.

Además, la avena es un potente prebiótico que mejora la calidad de la microbiota, potenciando el efecto digestivo y optimizando la absorción en nuestro organismo.

Pitta puede realizar rellenos con palta, pepino y mayonesa de plátano (ver receta en este mismo libro). Vata puede optar por berenjenas y tomates asados, con una pasta untable de castañas de cajú.

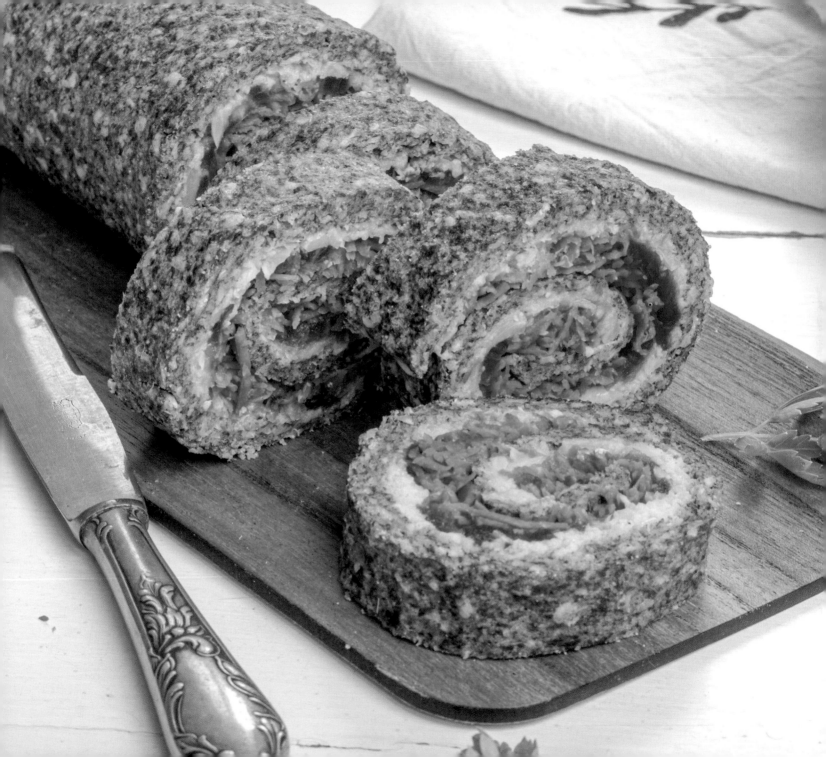

POSTRE CREMOSO DE CACAO

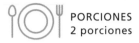 **PORCIONES**
2 porciones

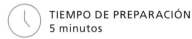 **TIEMPO DE PREPARACIÓN**
5 minutos

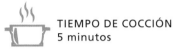 **TIEMPO DE COCCIÓN**
5 minutos

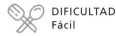 **DIFICULTAD**
Fácil

1 taza de leche de almendras o de coco

4 cucharaditas de almidón de maíz

2 cucharadas de cacao amargo

Stevia líquida, cantidad necesaria

1 cucharada de aceite de coco

Esencia de vainilla, unas gotas

1 cucharadita de ralladura de piel de limón

Arándanos frescos, cantidad necesaria

1. Mezclar en un bowl todos los ingredientes hasta integrar bien.

2. Cocinar por 5 minutos, observando que la preparación comience a espesar.

3. Colocar en recipientes individuales, decorar con arándanos frescos y enfriar en la heladera hasta servir.

Este postre garantiza saciedad sin excesos, lo que es ideal para constituciones Kapha. El rasa amargo y astringente del cacao compensa los elementos característicos del dosha. Los arándanos aportan acidez y fibra que mejoran las cualidades del postre.

Pueden consumirlo todos los dosha, en Vata reemplazando la stevia por dátiles hidratados (que le dan cualidades dulces y pesadas), en Pitta utilizando almendras picadas en vez de arándanos.

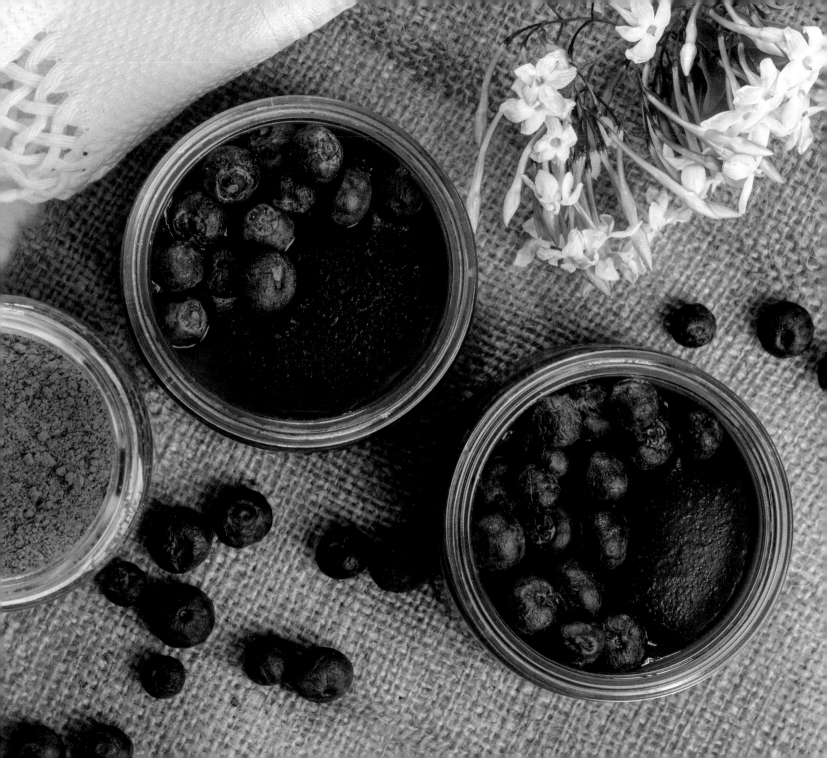

GELATINA NATURAL DE NARANJAS

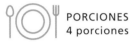 **PORCIONES**
4 porciones

 TIEMPO DE PREPARACIÓN
10 minutos

 TIEMPO DE REFRIGERACIÓN
30 minutos

DIFICULTAD
Fácil

500 ml de jugo de naranja recién exprimido (puede estar colado o no)

20 ml de agua

1 cucharadita de agar-agar (5 grs)

1. Exprimir las naranjas y reservar

2. En un jarro, calentar el agua con el agar-agar disuelto previamente.

3. Revolver constantemente hasta que rompa hervor, cocinar por 1 minuto.

4. Retirar y verter en el recipiente donde se encuentra el jugo de naranjas. Mezclar bien hasta integrar.

5. Colocar en recipientes, llevar a heladera hasta que la preparación se endurezca y servir.

Esta gelatina es una excelente opción para mejorar la calidad de nuestra alimentación y reemplazar con variantes sáttvicas las preparaciones cotidianas. Así evitamos consumir edulcorantes artificiales, azúcares refinadas, colorantes y saborizantes sintéticos. Se puede realizar con cualquier fruta. Pitta debe reemplazar el jugo de naranja por manzana o pera (se pueden realizar con la pulpa y el jugo en ambos casos). Vata debe optar por frutos rojos bien maduros y procesados.

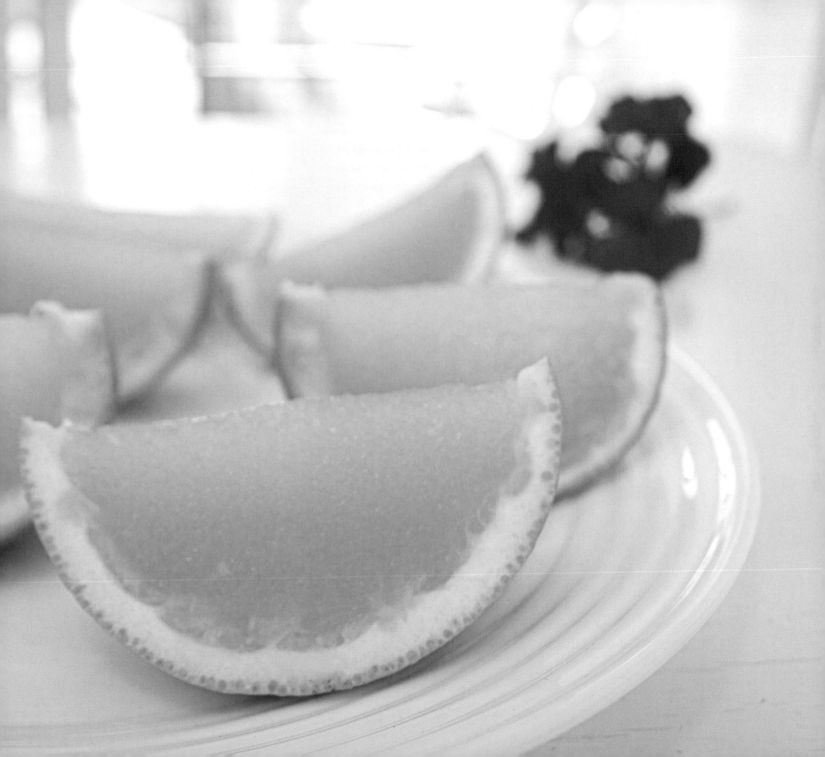

TRIKATU

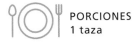 **PORCIONES**
1 taza

 TIEMPO DE PREPARACIÓN
5 minutos

 TIEMPO DE COCCIÓN
5 minutos

 DIFICULTAD
Fácil

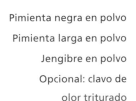

Pimienta negra en polvo

Pimienta larga en polvo

Jengibre en polvo

Opcional: clavo de olor triturado

1. Mezclar partes iguales de pimienta negra, pimienta larga y jengibre (si no consigue pimienta larga se pueden duplicar las proporciones de pimienta negra). Se puede agregar clavo de olor triturado.

2. Hervir agua, llenar una taza y añadir una cucharadita de la mezcla.

3. Dejar reposar por 5 minutos y servir.

La palabra "trikatu" significa tres pimientos. Esta infusión es ideal para consumir en invierno y cuando tenemos sinusitis, rinorrea o alergias. ¡Ayuda a moverse hasta al Kapha más pesado!

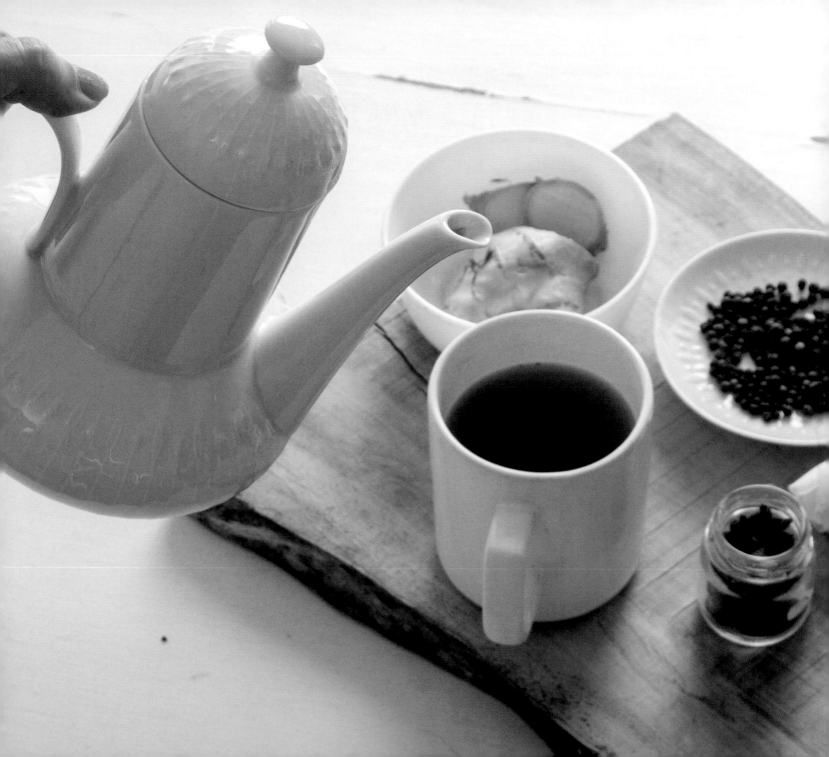

MASALA PARA KAPHA

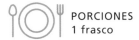 **PORCIONES**
1 frasco

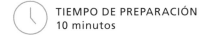 **TIEMPO DE PREPARACIÓN**
10 minutos

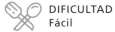 **DIFICULTAD**
Fácil

5 o 6 clavos de olor

¼ de cucharadita de
nuez moscada en polvo

10 g de pimienta
negra en grano

10 g de semillas
de fenogreco

10 g de canela en rama

10 g de jengibre en polvo

10 g de semillas de comino

Opcional: albahaca seca

1. Colocar todos los ingredientes, excepto los que son en polvo, en una sartén y calentarlos ligeramente por 1 o 2 minutos, para extraer la humedad. Dejar enfriar.

2. Llevar la mezcla del punto 1 a un molinillo de café y procesar.

3. Mezclar la preparación del punto 2 con los ingredientes en polvo. Guardar en frasco de vidrio.

Este magnífico masala se puede utilizar para condimentar ensaladas, currys, sopas y verduras cocidas. También se puede agregar a agua hirviendo para hacer una infusión. Las especias, cuando están en polvo, son más susceptibles al calor, por lo que siempre usar al final de la cocción de que se trate.

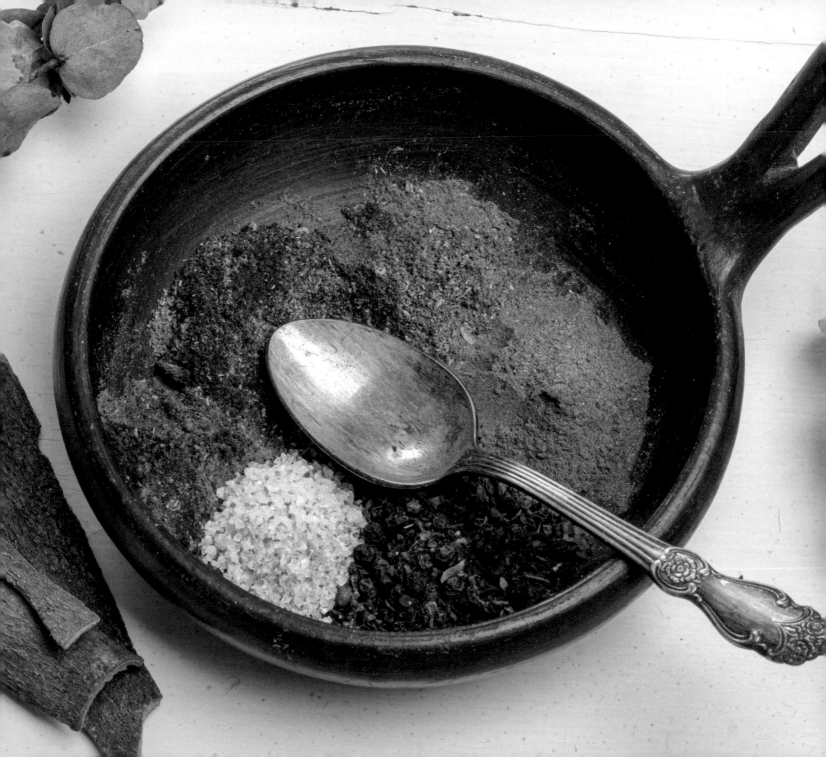

VATA
PITTA

RECETAS PARA VATA PITTA Y
DESEQUILIBRIOS VATA PITTA

SOPA DE CEBOLLA Y AVENA

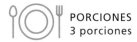 **PORCIONES**
3 porciones

 TIEMPO DE PREPARACIÓN
20 minutos

 TIEMPO DE COCCIÓN
10 minutos

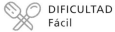 **DIFICULTAD**
Fácil

4 cebollas

1 taza de harina de avena

400 ml de bebida vegetal de almendras o caldo casero

10 g de ghee

½ cucharadita de semillas de hinojo en polvo

½ cucharadita de ajo en polvo

½ cucharadita de comino en polvo

Sal marina, cantidad necesaria

1. Cortar en trozos las cebollas. Reservar.

2. Colocar una cucharada de ghee (5g) en una olla de fondo grueso y disolver. Agregar las cebollas y cocinar hasta ablandar completamente. Bajar el fuego a mínimo y tapar.

3. Mezclar en un bowl la bebida de almendras o el caldo con la harina de avena hasta disolver.

4. Agregar la preparación del punto anterior a las cebollas y procesar hasta obtener una crema homogénea.

5. Cocinar la crema por 15 minutos, hasta que espese, condimentando con comino, hinojo, ajo en polvo y sal marina. Retirar del fuego, añadir una cucharada de ghee y servir.

Esta receta es ideal para constituciones livianas como Vata-Pitta. La cebolla y la avena poseen inulina, un prebiótico natural que equilibra la microbiota intestinal, mejorando así los procesos de digestión y absorción y evitando la sensación de distención luego de comer.

Los dos ingredientes principales poseen el elemento tierra, ya que su rasa principal es el sabor dulce que equilibra a ambos dosha.

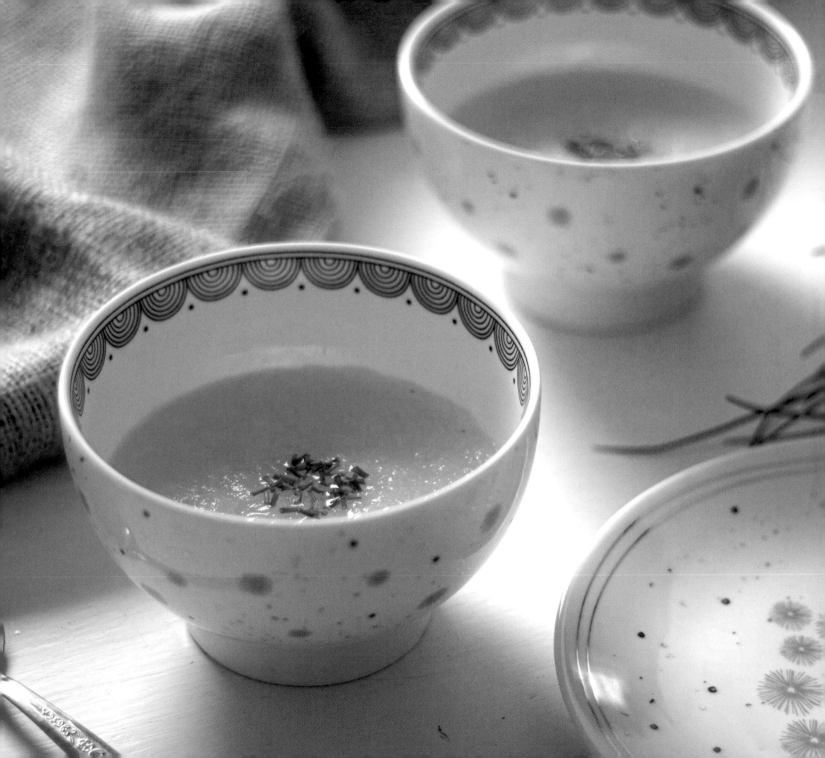

HUMITAS EN CHALA

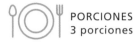 **PORCIONES**
3 porciones

 TIEMPO DE PREPARACIÓN
40 minutos

 TIEMPO DE COCCIÓN
10 minutos

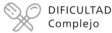 **DIFICULTAD**
Complejo

3 choclos amarillos

1 taza de maíz blanco partido

20 g de ghee

1 cebolla morada, picada

½ morrón rojo, picado

½ morrón verde, picado

½ cucharadita de pimentón dulce

½ cucharadita de ajo picado

½ cucharadita de comino en polvo

12 chalas de choclo en buen estado

Sal marina, cantidad necesaria

Hilo apto para cocinar, cantidad necesaria

1. Hervir los choclos hasta ablandarlos completamente. Con un cuchillo retirar todos los granos. Reservar.

2. Cocinar el maíz blanco, se debe notar que el grano se ablanda y que queda un líquido de cocción espeso. Reservar.

3. Procesar el maíz blanco con los granos de choclo amarillo, hasta obtener una mezcla homogénea. Reservar.

4. Calentar el ghee y añadir la cebolla y los morrones. Cocinar hasta dorar. Condimentar con pimentón, comino, ajo en polvo y sal marina.

5. Integrar bien el salteado de vegetales con la mezcla de maíz. Reservar.

6. Colocar dos chalas en forma de cruz, en la intersección de ambas ubicar una porción del relleno, cerrar haciendo un paquetito atando con el hilo y evitando presionar mucho.

7. Colocar los paquetitos en una olla con un fondo de agua y cocinar 15 minutos (solo deben quedar tapadas la base de las humitas). Retirar, escurrir y servir.

Esta receta es ideal para Vata Pitta. Sus ingredientes aportan rasa dulce, con elementos de tierra y agua. El comino tiene propiedades digestivas y carminativas ideales para procesos de constipación.

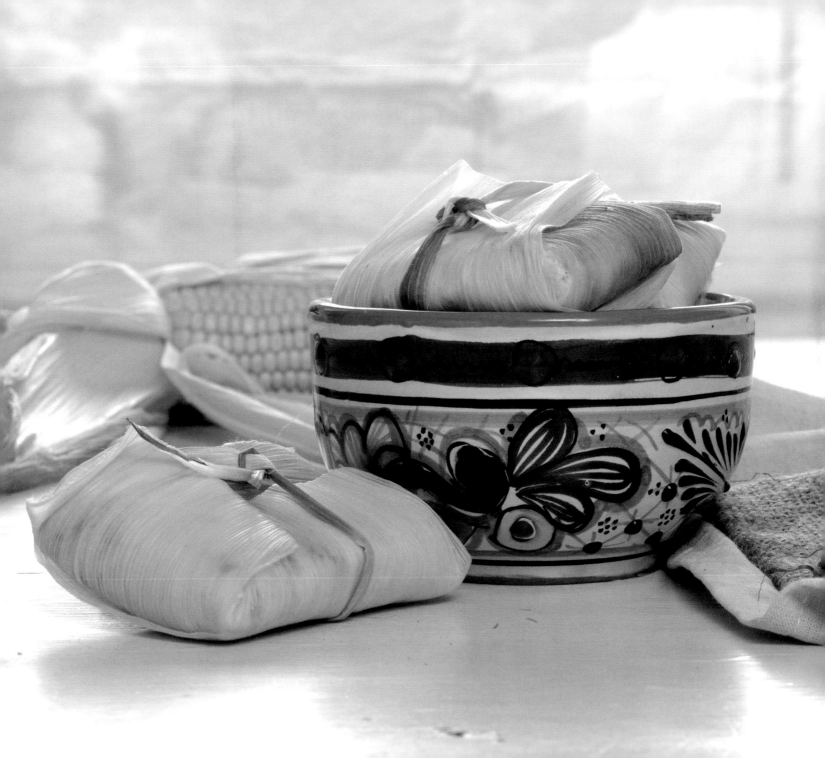

BUDÍN VEGANO DE LIMÓN

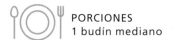 **PORCIONES**
1 budín mediano

 TIEMPO DE PREPARACIÓN
10 minutos

TIEMPO DE COCCIÓN
30-40 minutos

 DIFICULTAD
Intermedio

2 y ½ tazas de
harina integral

3 cucharaditas de
polvo de hornear

3/4 de taza de
azúcar mascabo

Ralladura de 1 limón

½ taza de aceite de coco

1 taza de agua

1 pizca de sal

1. Colocar en un bowl el azúcar, el aceite (derretirlo a baño maría si está solido), el agua y la ralladura de limón. Mezclar hasta que se disuelva el azúcar. Reservar.

2. En otro recipiente, mezclar la harina con el polvo de hornear y una pizca de sal. Integrar todo y agregar a la preparación del punto 1. Batir por dos minutos hasta que no queden grumos.

3. Colocar la mezcla en un molde para budín inglés lubricado con aceite de coco y espolvoreado con harina, para poder desmoldarlo fácilmente. Cocinar por 30-40 minutos en un horno mediano.

4. Dejar enfriar, desmoldar y servir.

Esta preparación puede utilizarse para el desayuno, la merienda o como snack. Las personalidades Vata, Pitta o sus combinaciones necesitan consumir alimentos pesados para oponerse a sus cualidades livianas. Por esto es ideal consumir cereales. Para Pitta, se puede utilizar azúcar de coco en lugar de azúcar mascabo.

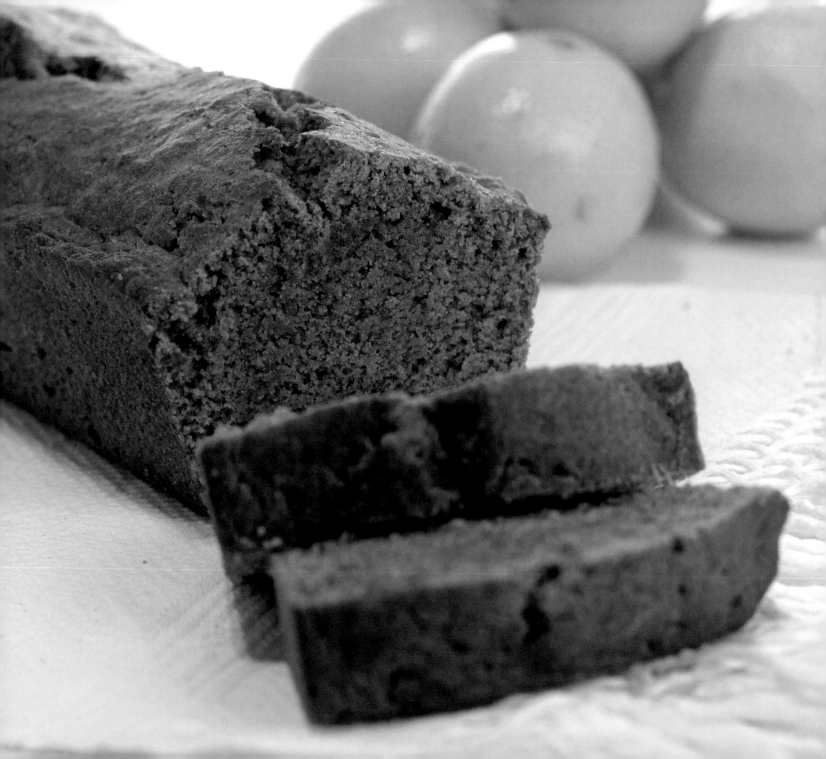

CACAOLATADA VEGANA

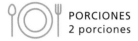 **PORCIONES**
2 porciones

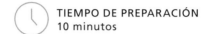 **TIEMPO DE PREPARACIÓN**
10 minutos

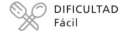 **DIFICULTAD**
Fácil

2 tazas de leche de almendras hidratadas

2 y ½ cucharadas de cacao amargo

1 cucharada de manteca de cacao o de coco, fundida

1 cucharada de maca en polvo

Esencia de vainilla, a gusto

Ralladura de ½ naranja

1. Licuar todos los ingredientes hasta integrar bien y servir.

Nada mejor para un Vata Pitta que algo simple, fácil de digerir y nutritivo con pocos pasos de elaboración.

La maca es una raíz conocida por su efecto energizante, propiedad particular que mejora la fuga de Vata cuando está en desequilibrio y no puede graduar le gasto energético.

La manteca de coco, como también la cáscara de naranja, aporta con su rasa ácido y su guna oleoso, lubricación y calor, indispensables para mejorar la sintomatología de este dosha.

El cacao actúa en el impacto mental disminuyendo a Pitta con sus gunas astringente y amargo.

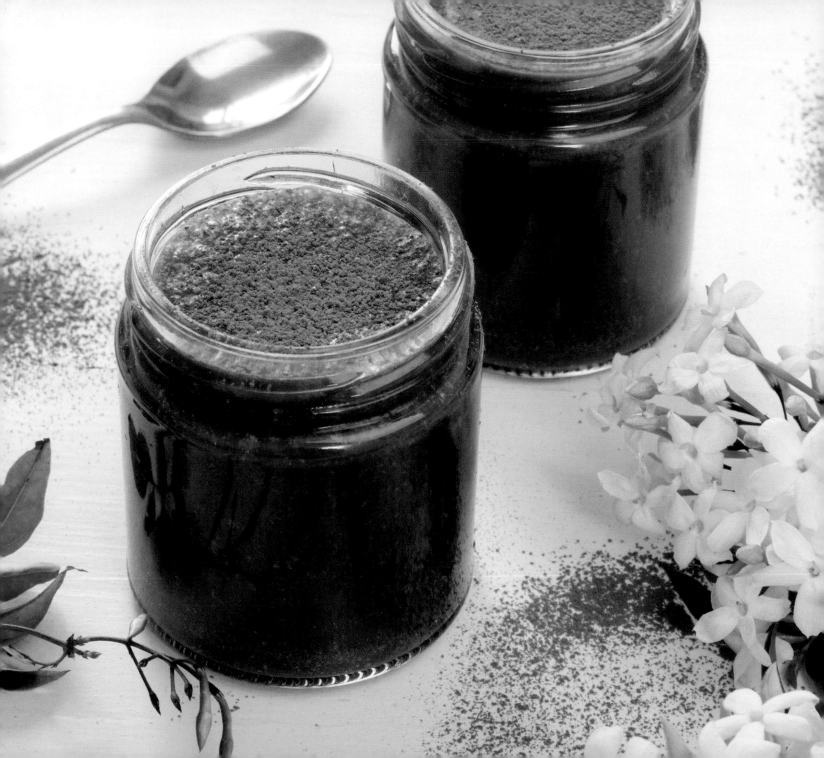

PITTA
VATA

RECETAS PARA PITTA VATA Y
DESEQUILIBRIOS PITTA VATA

GARBANZOS TOSTADOS

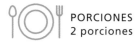 **PORCIONES**
2 porciones

 TIEMPO DE PREPARACIÓN
10 minutos

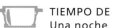 **TIEMPO DE REMOJO**
Una noche

 TIEMPO DE COCCIÓN
45 minutos

1 taza de garbanzos

4 tazas de agua

1 cucharadita de aceite de coco

1/4 de cucharadita de canela molida, opcional

1/4 de cucharadita de masala, opcional

1/4 de cucharadita de chile o ají molido, opcional

Jugo de 1 lima o 1 limón pequeño

Sal y pimienta, a gusto

1. Dejar los garbanzos en remojo toda la noche. Al día siguiente descartar el líquido, enjuagarlos y colocarlos en una cacerola con agua.

2. Cocinar a fuego fuerte hasta que el agua comienza a hervir, bajar a mediano y continuar la cocción por 20 minutos.

3. Colar los garbanzos y colocarlos en un bowl junto con el aceite de coco y los condimentos elegidos.

4. Colocar en una asadera y llevar a horno mediano o bajo por 20 minutos, mezclando de vez en cuando.

5. Por último, colocar la asadera en el piso del horno por 5 o 10 minutos hasta que queden tiernos por dentro y crocantes por fuera. Retirar y servir.

Esta es una preparación ideal para consumir en picadas y reemplazar así los snacks procesados. También se puede agregar a ensaladas, aportándoles una consistencia que este bidosha necesita por ser un plato de por sí liviano.

Para vata utilizar el jugo de lima y sal. Para pitta, canela y masala Pitta. Para Kapha, ají molido y pimienta.

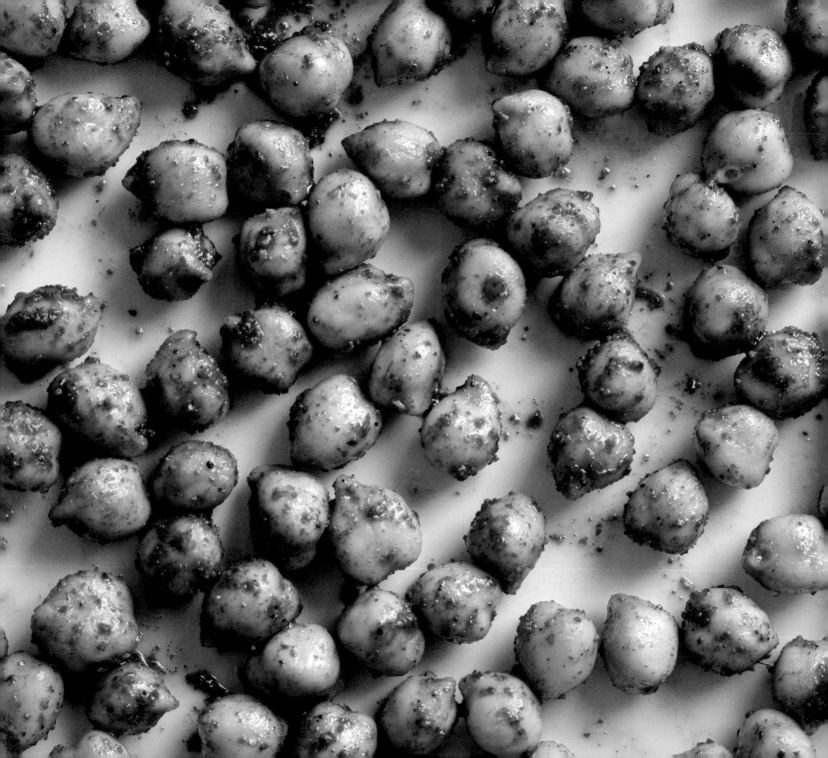

AREPAS DE MAÍZ BLANCO

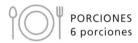 **PORCIONES**
6 porciones

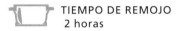 **TIEMPO DE REMOJO**
2 horas

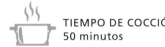 **TIEMPO DE COCCIÓN**
50 minutos

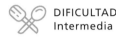 **DIFICULTAD**
Intermedia

400 grs de maíz blanco partido

Agua potable c/n

1 cucharadita de ajo en polvo

½ cucharadita de tomillo seco

½ cucharadita de jengibre en polvo

Sal marina, a gusto

1. Dejar en remojo los granos de maíz blanco por 2 horas. Colar y lavar bien. Reservar.

2. Colocar en una olla de fondo grueso con el doble de agua. Cocinar hasta obtener un grano blando. Si fuera necesario, agregar más cantidad de agua, tiene que ser hirviendo (para evitar cortar la cocción).

3. Retirar y colar bien (esto es muy importante para lograr la consistencia ideal de la arepa una vez cocida).

4. Procesar los granos de maíz hasta obtener una pasta homogénea fácil de manipular con las manos. Importante: este proceso lleva varias tandas de procesado, ya que al principio es difícil que se desgrane el maíz. A medida que se forma la pasta se obtiene la consistencia correcta.

5. Formar con las manos discos de 1 y ½ cm de espesor de la mezcla del punto 4. Colocar en una plancha bien caliente y dorar. Dar vuelta y cocinar unos minutos más. Retirar y reservar.

Las arepas se pueden comer solas o se las puede rellenar con vegetales asados, tofu marinado o dips de legumbres.

Los elementos principales del maíz aportan rasa dulce, sabor que mejor equilibra constituciones Pitta-Vata.

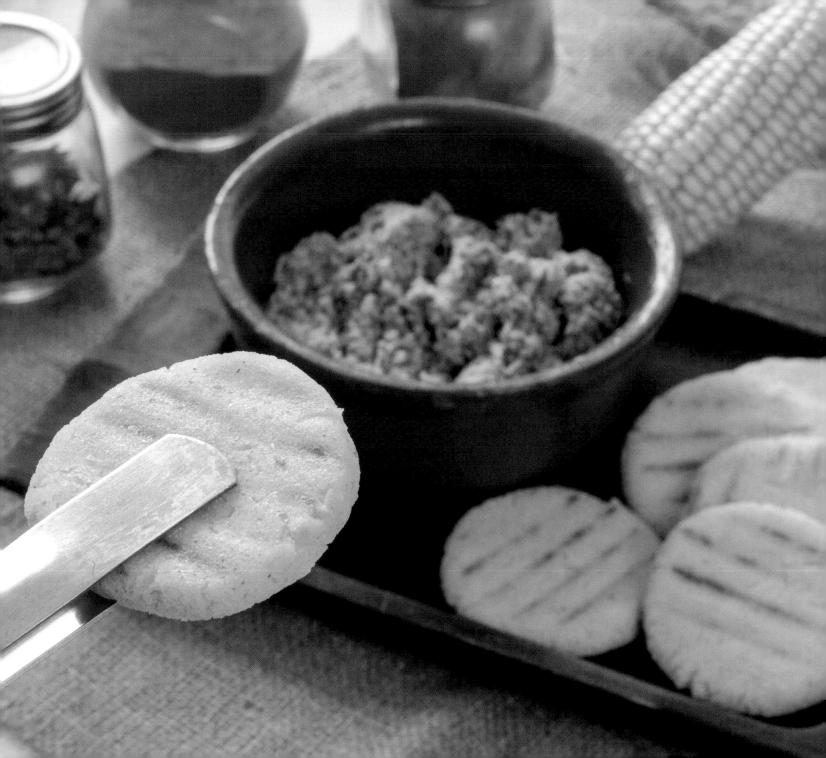

GALLETAS VEGANAS DE BANANA

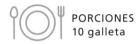 **PORCIONES**
10 galleta

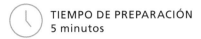 **TIEMPO DE PREPARACIÓN**
5 minutos

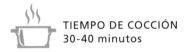 **TIEMPO DE COCCIÓN**
30-40 minutos

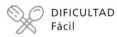 **DIFICULTAD**
Fácil

2 bananas

1 taza de avena
instantánea

Un puñado de
pasas de uva

1 cucharada de
azúcar integral

Nueces partidas,
almendras, a gusto

1. Pisar las bananas y agregar la avena, el azúcar, las pasas y los frutos secos. Mezclar bien.

2. Con la ayuda de una cuchara, tomar porciones de la preparación del punto 1 y darles forma de galletita de 1 cm. de alto.

3. Colocarlas en una asadera aceitada y cocinar en un horno a fuego mediano por, aproximadamente, 15-20 minutos de cada lado. Si gusta, se puede reemplazar una parte de la avena por cantidades iguales de coco rallado.

Esta es una receta simple que podemos conservar en un tupper y llevar con nosotros cuando estamos fuera de casa, como opción de snack dulce saludable. Así podremos ir reemplazando alimentos procesados por otros de cualidades sáttvicas, con ingredientes frescos y preparación casera.

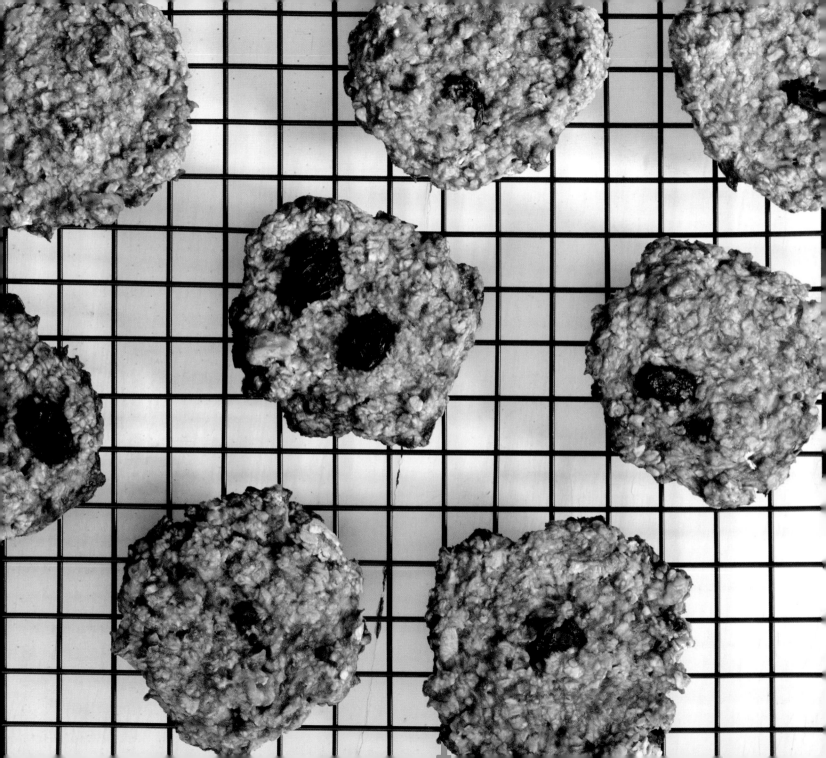

LATTE AYURVEDA

 PORCIONES
2 porciones

 TIEMPO DE PREPARACIÓN
5 minutos

 TIEMPO DE COCCIÓN
30 minutos

 DIFICULTAD
Fácil

1 cucharadita de ghee

2 tazas de leche
de almendras

½ taza de agua

1 cucharadita de
semillas de amapola

6 dátiles

6 almendras

3 vainas de cardamomo

1/2 cucharadita de
canela en polvo

Azúcar mascabo, opcional

1. Quitar el carozo de los dátiles y picar. Triturar las almendras. Quitarle la vaina al cardamomo (las semillas se pueden moler). Reservar.

2. Derretir la cucharada de ghee en una cacerola y agregar las semillas de amapola, tostar por 1 o 2 minutos.

3. Añadir la leche de almendras, el agua, los dátiles, las almendras, el cardamomo, la canela y el azúcar. Cuando rompa el hervor, bajar el fuego y cocinar por 20 minutos con la cacerola tapada o ligeramente desencajada. Destapar y continuar la cocción por 10 minutos más, revolviendo de vez en cuando.

4. Dejar reposar unos minutos y servir.

Esta bebida puede ser consumida una hora antes de dormir, ya que al ser un alimento de cualidad pesado y por los alcaloides presentes en las semillas de amapola, puede ayudar a inducir el sueño. Principalmente indicado si el fuego digestivo es de tipo Pitta que pueden consumir alguna colación antes de acostarse. Si el fuego digestivo es más de tipo Vata, observar cómo se digiere, ya que consumir sabor dulce después de la comida puede generar síntomas por incompatibilidad de alimentos.

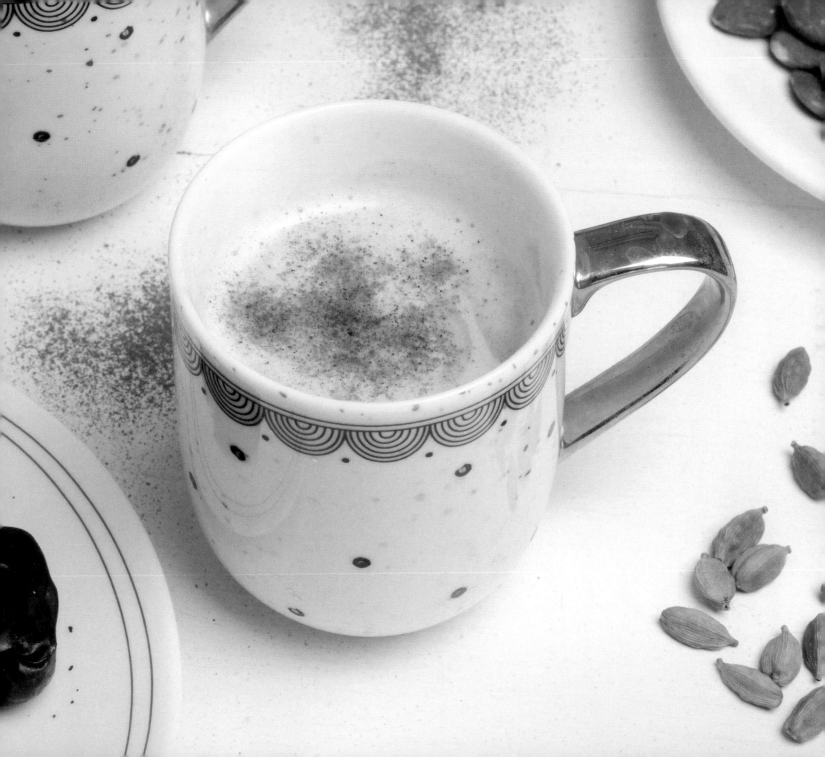

VATA
KAPHA

RECETAS PARA VATA KAPHA Y
DESEQUILIBRIOS VATA KAPHA

SOPA CREMA DE CALABAZA Y CHOCLO

 PORCIONES
4 porciones

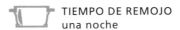 **TIEMPO DE PREPARACIÓN**
15 minutos

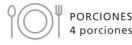 **TIEMPO DE REMOJO**
una noche

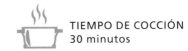 **TIEMPO DE COCCIÓN**
30 minutos

50 g de almendras

750 ml de agua

1 cebolla grande, picada

4 rodajas de calabaza

1 papa grande

1 choclo

1 cucharada de ghee
o de aceite neutro

1 cucharadita de
semillas de fenogreco

2 cucharaditas de
semillas de comino

1 cucharadita de cúrcuma

Sal marina, a gusto

1. Primero hay que preparar la leche de almendras. Se las debe poner en remojo durante una noche. Después, colarlas y licuarlas o procesarlas con el agua. Filtrar y reservar.

2. Cocinar al vapor la calabaza, la papa y el choclo hasta que estén tiernos. Pisar las dos primeras hasta hacer un puré y desgranar el choclo. Reservar.

3. En una cacerola, colocar la cucharada de ghee y agregar las semillas de comino y fenogreco. Cocinar por 1 o 2 minutos.

4. Añadir la cebolla picada y cocinar hasta que esté transparente. Incorporar el puré y revolver hasta integrar todo.

5. Agregar la leche de almendras, el choclo, la cúrcuma, sal a gusto y cocinar por unos 5 minutos más para que se concentren los sabores. Retirar y servir.

Comenzar a añadir especias a nuestros alimentos es una forma de transformarlos en medicamentos. El fenogreco es excelente para las convalecencias y en estados de debilidad, sobre todo de los sistemas nervioso, respiratorio y reproductor. El comino, de vipaka picante, ayuda a encender el fuego digestivo y mejora la absorción de minerales en el intestino.

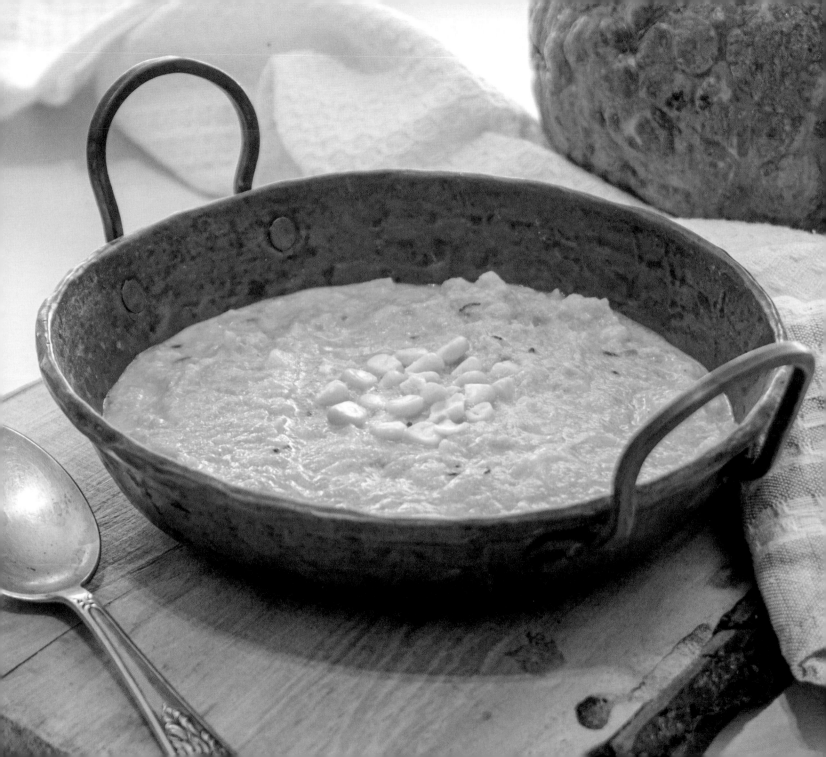

MILANESAS DE BERENJENA Y CUSCÚS

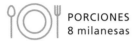 **PORCIONES**
8 milanesas

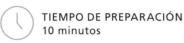 **TIEMPO DE PREPARACIÓN**
10 minutos

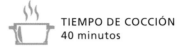 **TIEMPO DE COCCIÓN**
40 minutos

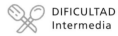 **DIFICULTAD**
Intermedia

2 berenjenas medianas

1/2 taza de cuscús

½ taza de harina
de garbanzos

¼ de taza de agua

1 diente de ajo

2 cucharadas de
perejil picado

Sal y pimienta, a gusto

1. Cortar las berenjenas en láminas de 1 cm de espesor. Espolvorear con sal y dejarlas reposar 15 minutos. Enjuagarlas y escurrirlas sobre papel absorbente.

2. Incorporar el agua a la harina de garbanzos, mientras se bate hasta que no queden grumos, hasta que tenga una consistencia fluida.

3. Agregar el ajo y el perejil picados, sal y pimienta. Reservar.

4. Untar las láminas de berenjena con la preparación del punto 3 y luego rebozar de ambos lados con el cuscús previamente remojado.

5. Colocar en una asadera y cocinar en un horno con fuego mediano de ambos lados hasta que estén tiernas. Retirar y servir.

Si hay predominio de características Kapha, podemos evitar la sal. Acompañar con verduras cocidas.

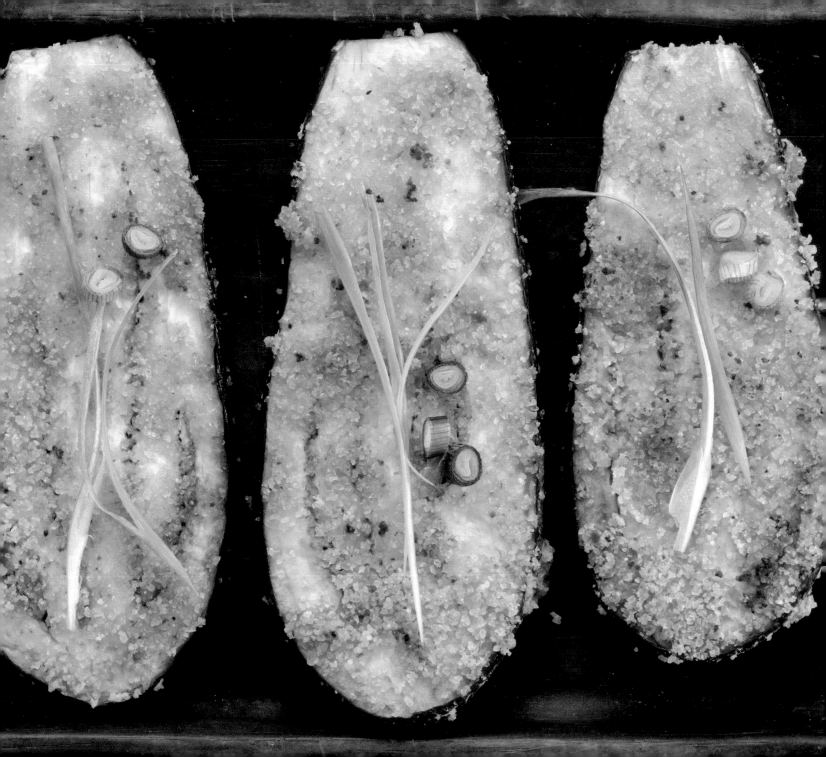

FRUTAS GRILLADAS

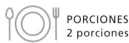 **PORCIONES**
2 porciones

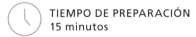 **TIEMPO DE PREPARACIÓN**
15 minutos

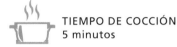 **TIEMPO DE COCCIÓN**
5 minutos

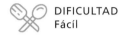 **DIFICULTAD**
Fácil

1 kiwi

1 naranja

1 pomelo rosado

5 g de ghee o de aceite de coco

Yogur natural, cantidad necesaria

Stevia y cardamomo, a gusto

(Se pueden variar las frutas dependiendo de la estación, eso sí, deberán ser de rasa ácido o levemente amargo. Evitar las que estén en su punto máximo de maduración.)

1. Lavar bien las frutas. Pelar la naranja, el pomelo y el kiwi, retirando la parte blanca de la cáscara. Cortar en rodajas de ½ cm de espesor. Reservar.

2. Pincelar con ghee o aceite de coco una sartén previamente caliente y colocar las frutas.

3. Cocinar hasta dorar, dar vuelta y continuar la cocción hasta lograr lo mismo.

4. Servir las frutas tibias, con una cucharada de yogur natural endulzado con stevia y una pizca de cardamomo.

¡Kapha debería restringir lo más posible los postres! Sin embargo, siempre hay opciones que no lo desequilibren. Las frutas, principalmente las ácidas y levemente amargas, son aliadas ideales para complementar estas dietas. La cocción permite que se digieran mejor, aportando además la cualidad caliente.

Acompañar con yogur beneficia aún más el efecto y genera saciedad.

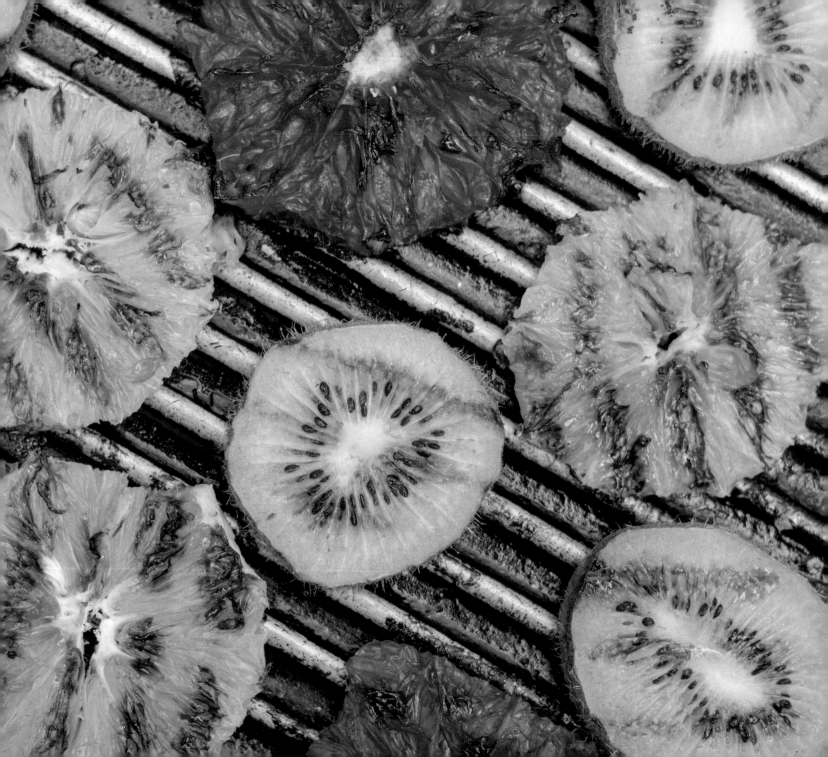

BATIDO PROTEICO

 PORCIONES
1 taza

 TIEMPO DE PREPARACIÓN
5 minutos

 TIEMPO DE COCCIÓN
10 minutos

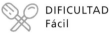 **DIFICULTAD**
Fácil

1 cucharadita de ghee

1 cucharada y 1/2 de harina de garbanzos o semolina

1 cucharadita de semillas de girasol

1 cucharadita de semillas de amapola

4 Almendras trituradas

1 cucharadita de pasas de uva

1 taza de leche de almendras

Miel a gusto

1. Derretir en una sartén la cucharadita de ghee.

2. Añadir la harina de garbanzos o de semolina y tostar ligeramente.

3. Agregar las almendras, las semillas, las pasas de uva y la leche.

4. Cocinar unos minutos hasta integrar todos los ingredientes. Retirar del fuego, dejar reposar, endulzar con miel y servir.

Está preparación es muy nutritiva, se puede usar como rasayana o rejuvenecimiento, para equilibrar a Vata (las semillas de amapola son relajantes) y también como desayuno para Kapha por su alto contenido de proteínas, ayudando a mejorar los resfríos y pudiéndose añadir jengibre. Para Pitta usar semolina, ya que es enfriante.

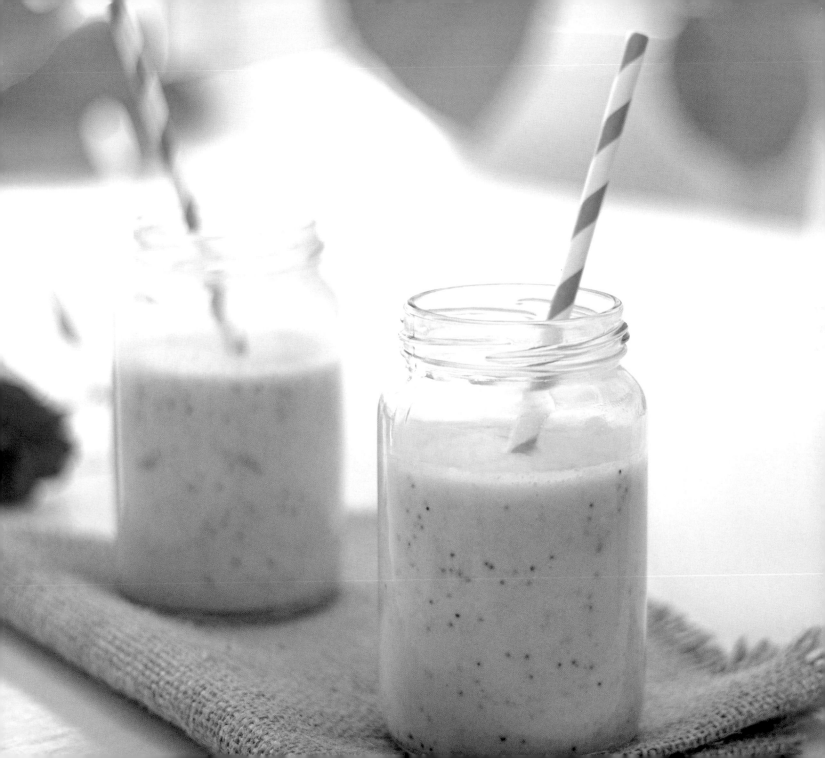

KAPHA VATA

RECETAS PARA KAPHA VATA Y DESEQUILIBRIOS KAPHA VATA

BASTONES DE ADUKI

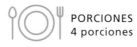 **PORCIONES**
4 porciones

 TIEMPO DE COCCIÓN
Legumbres: 40 m

 TIEMPO DE COCCIÓN
Bastones: 20 m

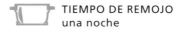 **TIEMPO DE REMOJO**
una noche

1 taza de porotos aduki cocidos

3 cebollas de verdeo, picadas

½ pimiento rojo, picado

½ pimiento verde, picado

1 cucharada de aceite de oliva

½ cucharadita de jengibre fresco picado

½ cucharadita de ajo picado

1 rama de romero fresco

Una pizca de nuez moscada

Para rebozar:

Salvado de avena, cantidad necesaria

Semillas de sésamo negro, cantidad necesaria

Semillas de sésamo blanco, cantidad necesaria

Semillas de girasol, cantidad necesaria

1. Dejar en remojo una noche los porotos aduki. Colar, lavar y cocinar en agua hasta ablandar. Reservar.

2. Colocar en sartén previamente caliente el aceite de oliva. Agregar el jengibre, el ajo y la rama de romero. Cocinar por unos minutos.

3. Incorporar los morrones y las cebollas de verdeo. Cocinar hasta dorar. Retirar del fuego y quitar la rama de romero

4. En un bowl, mezclar los porotos con los vegetales salteados y condimentar con nuez moscada. Procesar hasta obtener una pasta que se pueda moldear con las manos.

5. Humedecerse las manos y formar bastones de 3 cm de largo por 1 cm de ancho. Rebozarlos con el salvado de avena y el mix de semillas.

6. Cocinar en horno mediano hasta dorarlos, dándolos vuelta cada 2 minutos aproximadamente. Retirar y servir

Una porción pequeña de esta preparación genera gran saciedad y tiene nutrientes diversos que garantizan la nutrición de nuestro cuerpo.

Tanto Vata como Kapha presentan un agni debilitado. Los porotos aduki son de fácil digestión, las semillas aportan calidad de aceites esenciales y, junto con el salvado, aportan un toque crocante que mejora la palatabilidad.

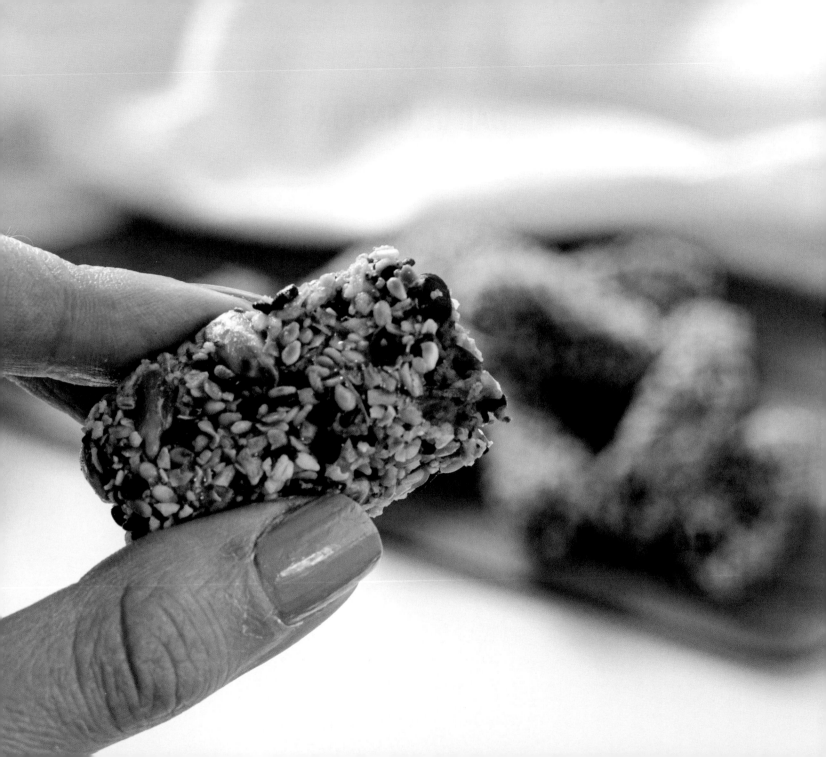

DAL DE LENTEJAS

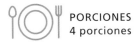 **PORCIONES**
4 porciones

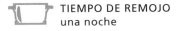 **TIEMPO DE REMOJO**
una noche

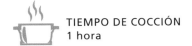 **TIEMPO DE COCCIÓN**
1 hora

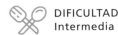 **DIFICULTAD**
Intermedia

2 tazas de lentejas

6 tazas de agua

2 cucharadas de ghee

2 cucharaditas de comino

1 cucharadita de cúrcuma

1 cebolla morada, picada

1 tomate, cortado
en cubos

1 diente de ajo, picado

2 rodajas de
jengibre, picadas

Coriandro, para decorar

Sal, a gusto

1. Colocar las lentejas en un recipiente con agua durante toda la noche. Al día siguiente colar y enjuagar. Reservar.

2. Calentar el agua y cuando hierva agregar las lentejas, la cúrcuma, el comino y sal. Cocinar por aproximadamente 20 minutos, hasta que estén tiernas. Revolver para que las lentejas se rompan y se integren con el líquido. Retirar y reservar.

3. En una cacerola poner el ghee y añadir el comino. Tostar por 2 minutos e incorporar la cebolla. Cocinar hasta que esté transparente y agregar el ajo, luego de unos minutos sumar el jengibre y los tomates y continuar la cocción un poco más, siempre revolviendo.

4. Agregar las lentejas con el agua y cocinar unos minutos para integrar bien todo y condimentar con sal si se gusta. La idea es que las legumbres se deshagan ligeramente y que se obtenga una consistencia de guiso. Finalmente, decorar con el coriandro picado y servir.

Es importante cocinar los ingredientes en el orden que se da ya que cada uno tiene un tiempo de cocción diferente y de esta forma se conservan mejor las propiedades. El dal es un nombre en sánscrito que se utiliza para denominar a las legumbres a las cuales se les ha quitado la piel. Es un plato de muy fácil digestión.

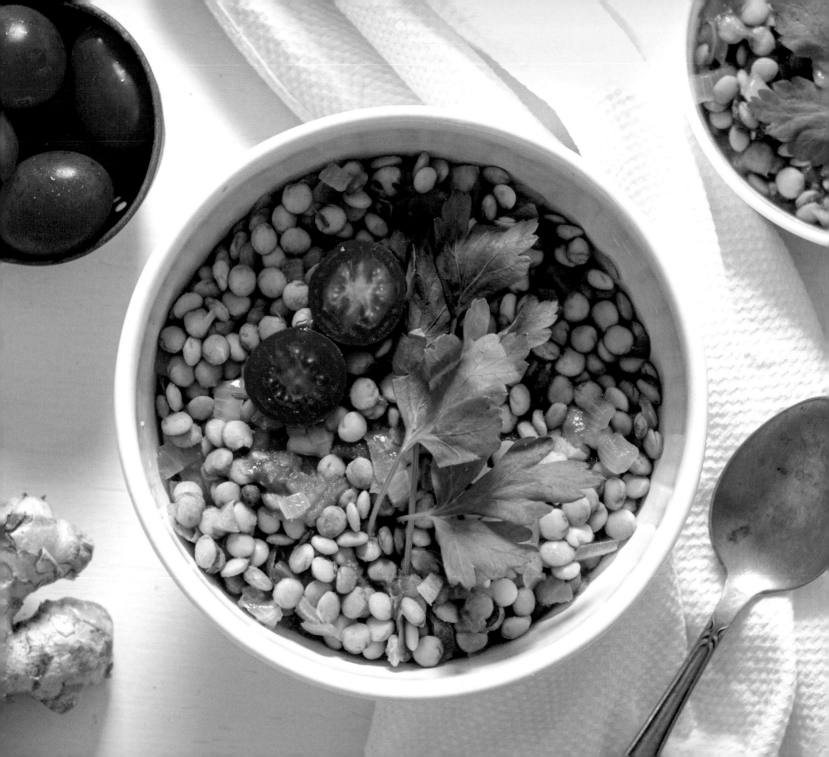

MANZANAS ESPECIADAS

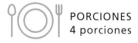

PORCIONES
4 porciones

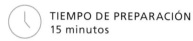

TIEMPO DE PREPARACIÓN
15 minutos

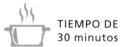

TIEMPO DE COCCIÓN
30 minutos

DIFICULTAD
Fácil

4 manzanas rojas

½ taza de avena en hojuelas

Canela en polvo, a gusto

Anís estrellado, a gusto

Clavo de olor, a gusto

4 cucharadas de azúcar mascabo

Agua, cantidad necesaria

1. Lavar las manzanas y retirar la parte del cabo sin llegar a la base.

2. Colocar en una asadera y en cada una disponer una cucharada de azúcar mascabo y las especias a gusto.

3. Agregar agua hasta cubrir la base de las manzanas y cocinar en un horno mediano por 15 minutos.

4. Retirar del horno, quitar las especias (el anís estrellado y el clavo de olor que pudieran haber quedado) y añadir 2 cucharadas de avena en hojuelas. Humedecer con el fondo de cocción y volver a cocinar por 15 minutos. Servir tibias.

La combinación de las especias impacta directamente por medio del olfato en el plano mental. El elemento Tierra, presente en constituciones Kapha, tiene como órgano de los sentidos precisamente el olfato, por lo que el efecto calentante del clavo de olor y del anís estrellado, equilibran junto con el sabor dulce y astringente de la canela.

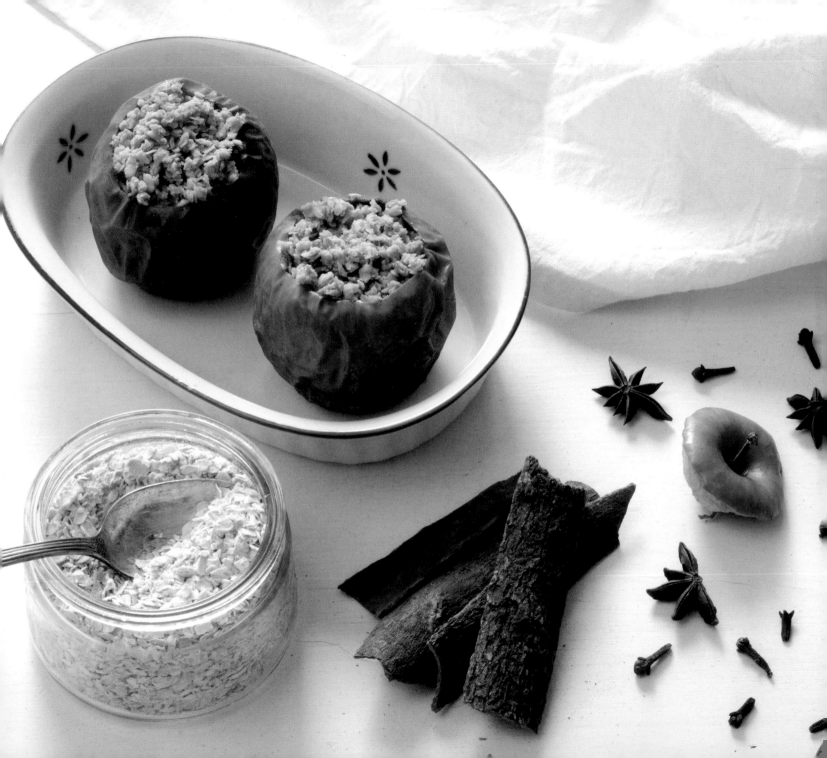

LECHE MEDICADA CON AJO

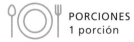 **PORCIONES**
1 porción

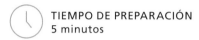 **TIEMPO DE PREPARACIÓN**
5 minutos

 TIEMPO DE COCCIÓN
10 minutos

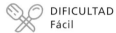 **DIFICULTAD**
Fácil

7 dientes de ajo

1 cucharadita de ghee

1 taza de leche de almendras

Un chorrito de agua

1. Derretir en una sartén el ghee.

2. Añadir los ajos previamente triturados en un mortero y cocinar hasta que estén ligeramente tostados.

3. Añadir media taza de la leche de almendras y un chorrito de agua. Cuando rompa el hervor, incorporar el resto de la leche y cocinar unos minutos más, hasta que reduzca.

4. Dejar reposar unos minutos y servir.

Esta preparación está indicada para aliviar el dolor en pacientes con artritis (desequilibrio Vata Kapha). También es buena para todos los trastornos cardíacos, ayudando a bajar el colesterol. Ya que es bastante potente, es conveniente tomar una taza cada cinco días. Se la puede utilizar como salsa para pastas, agregando 2 cucharadas de fécula de maíz para que quede más espesa.

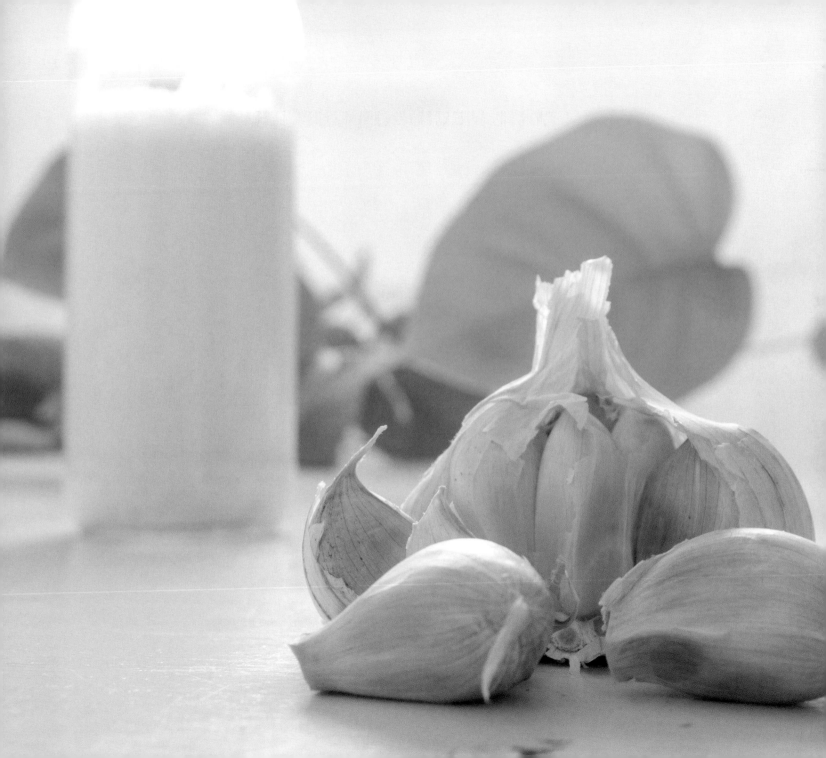

PITTA KAPHA

RECETAS PARA PITTA KAPHA Y
DESEQUILIBRIOS PITTA KAPHA

PATÉ DE CALABAZA Y HONGOS

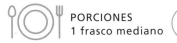 **PORCIONES**
1 frasco mediano

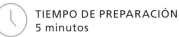 **TIEMPO DE PREPARACIÓN**
5 minutos

 TIEMPO DE COCCIÓN
20 minutos

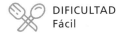 **DIFICULTAD**
Fácil

1 taza de zapallo cabutia cocido

8 champiñones, fileteados

2 puerros, cortados en juliana

½ pimiento amarillo, cortado en juliana

½ diente de ajo, picado

½ cucharadita de nuez moscada

1 cucharada de ghee

Sal marina, a gusto

1. Derretir el ghee en una sartén y agregar los vegetales. Cocinar hasta dorar. Condimentar con nuez moscada y la sal marina.

2. Retirar y procesar con el zapallo cocido (es conveniente cocinarlo en el horno para evitar excedente de agua) hasta obtener una crema homogénea.

3. Guardar en un frasco limpio y seco. Se conserva en heladera hasta 5 días.

El zapallo, por sus cualidades dulces, compensa los elementos propios de las constituciones Pitta. También, por sus características astringentes, ayuda a equilibrar el exceso de agua. La nuez moscada potencia el efecto por ser una de las especias con mayor poder astringente.

Es importante cuidar las cantidades de sal para evitar la retención de líquidos.

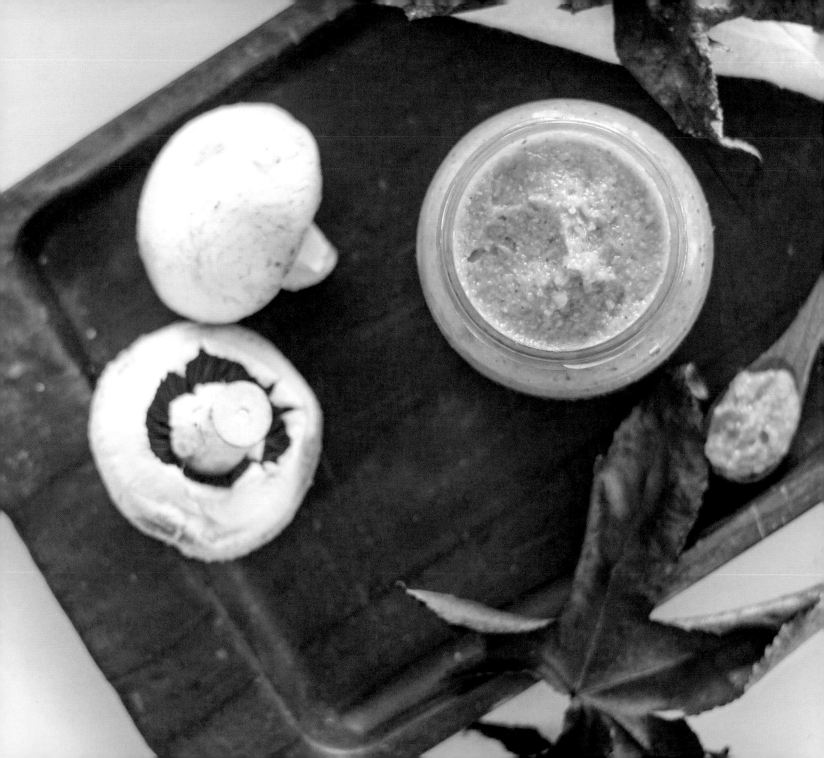

QUÍNOA CON VEGETALES

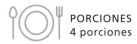 **PORCIONES**
4 porciones

 TIEMPO DE PREPARACIÓN
25 minutos

 TIEMPO DE COCCIÓN
20 minutos

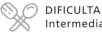 **DIFICULTAD**
Intermedia

1 taza de semillas de quínoa roja o amarilla

1 cebolla morada, picada

½ morrón verde, picado grueso

½ morrón amarillo, picado grueso

½ taza de zapallo cabutia, pelado y cortado en cubos

½ zucchini, picado grueso

½ cucharadita de semillas de coriandro

½ cucharadita de semillas de comino

½ cucharadita de semillas de hinojo

2 tazas de agua

1 cucharada de aceite de coco

½ taza de flores de brócoli cocidas

Sal marina, cantidad necesaria.

1. Lavar las semillas de quínoa hasta observar que no hay más espuma, para asegurarse de la disolución de las saponinas.

2. Calentar el aceite de coco en una olla y luego agregar las semillas hasta notar que comienzan a explotar. Añadir los vegetales y cocinar por unos breves minutos.

3. Incorporar las semillas de quínoa y el agua. Cocinar con la olla destapada hasta hervir.

4. Condimentar con sal, tapar y continuar la cocción a fuego mínimo por 15 minutos, hasta observar que las semillas se hidratan y el agua se absorbe.

5. Retirar, dejar reposar unos minutos y servir.

Las semillas de quínoa poseen una calidad alta de proteínas y son una opción ideal para la comida diaria.

El efecto para constituciones Pitta-Kapha es generar saciedad por su alto contenido proteico. Además, las semillas tienen propiedades digestivas que facilitan la absorción de los nutrientes. Esta preparación se puede consumir tibia o fría para mejorar así el impacto dependiendo de la estación del año y del desequilibrio presente.

También tiene una opción caliente, para constituciones Vata, agregando romero y cúrcuma.

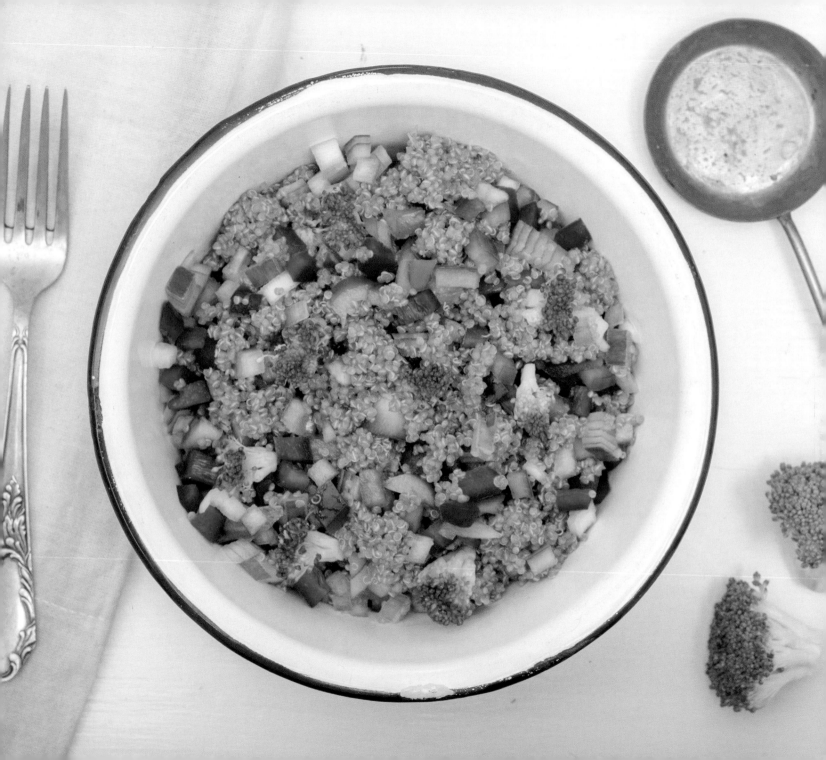

ARROZ CON LECHE DE COCO

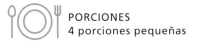 **PORCIONES**
4 porciones pequeñas

 TIEMPO DE PREPARACIÓN
25 minutos

TIEMPO DE COCCIÓN
20 minutos

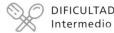 **DIFICULTAD**
Intermedio

1 taza de coco rallado

2 tazas y 1/2 de agua

Unas gotas de aceite de coco

1/2 taza de arroz doble carolina

5 vainas de cardamomo

½ cucharadita de canela en polvo

Una pizca de sal

Unas gotas de esencia de vainilla

Miel o azúcar mascabo, a gusto

Pasas de uva y nueces, opcionales

1. Colocar en la licuadora el coco rallado y una taza de agua caliente. Dejar reposar por 20 minutos. Agregar la taza y media de agua restante y licuar por unos minutos. Filtrar con un colador de tela y agregar unas gotas de aceite de coco. Reservar.

2. Calentar la leche de coco preparada en una cacerola a fuego alto con las semillas de cardamomo (abrir las vainas y utilizar las pepitas que están adentro).

3. Cuando rompa el hervor, agregar el arroz, una pizca de sal, unas gotas de esencia de vainilla y la canela. En caso de utilizar azúcar como endulzante, añadirla en este momento. Bajar el fuego y cocinar con la cacerola semi tapada y revolviendo de vez en cuando por, aproximadamente, 15-20 minutos, hasta que el arroz esté tierno y la preparación quede cremosa.

4. Dejar reposar unos minutos y, en caso de querer endulzar con miel, incorporarla junto, si se quiere, a pasas de uva y nueces. Mezclar y servir.

Este postre es ideal para consumir en verano ya que el coco es enfriante pero, a la vez, al estar cocido es de fácil digestión para los que tienen algo de Kapha en su constitución.

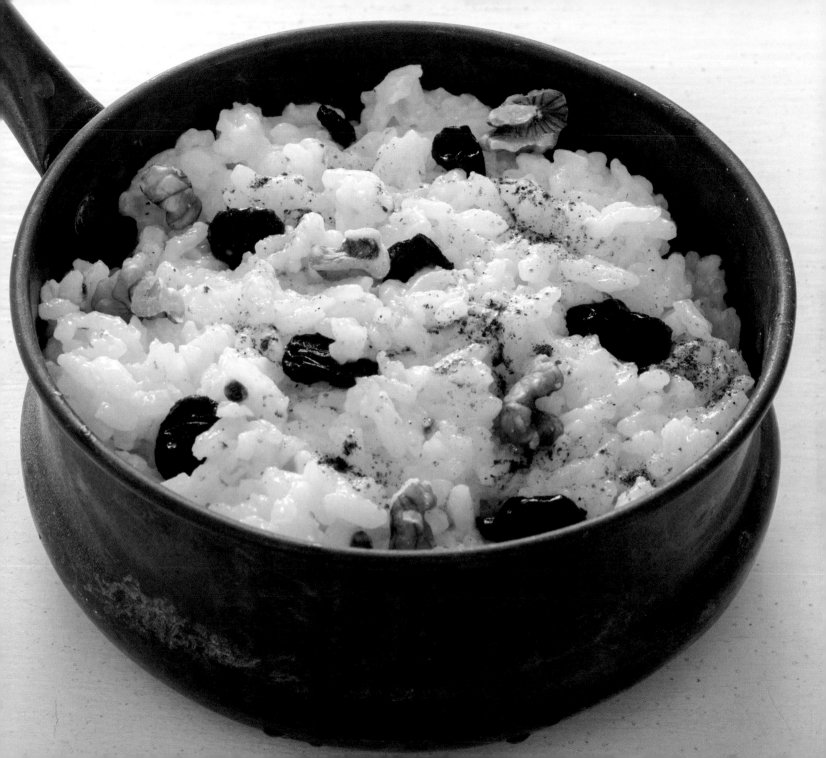

JUGO VERDE

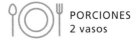 **PORCIONES**
2 vasos

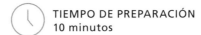 **TIEMPO DE PREPARACIÓN**
10 minutos

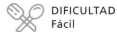 **DIFICULTAD**
Fácil

1 kiwi maduro

1 puñado de hojas de espinacas

1 hoja de aloe vera
(Importante: dejar previamente en
remojo por 24hs para retirar la Aloína)

300 ml de agua

Stevia, opcional

1. Lavar el kiwi, las hojas de aloe y de espinaca, retirando cualquier suciedad que pueda haber. Secar bien

2. Pelar el kiwi y separar el gel del aloe de la parte dura.

3. Licuar el kiwi y las hojas, agregando el agua hasta integrar todo.

4. Endulzar, en caso de que así lo desee, con stevia y servir.

Este licuado es ideal para consumir en verano y si se padecen molestias hepáticas. Además, ayuda a eliminar el ama acumulado y aporta grandes cantidades de calcio, vitamina C y fibra insoluble.

El aloe vera es un potente laxante con virya frío, ideal para Pitta, y también regula episodios de agni aumentado.

A pesar de su virya frio no desequilibra a Kapha

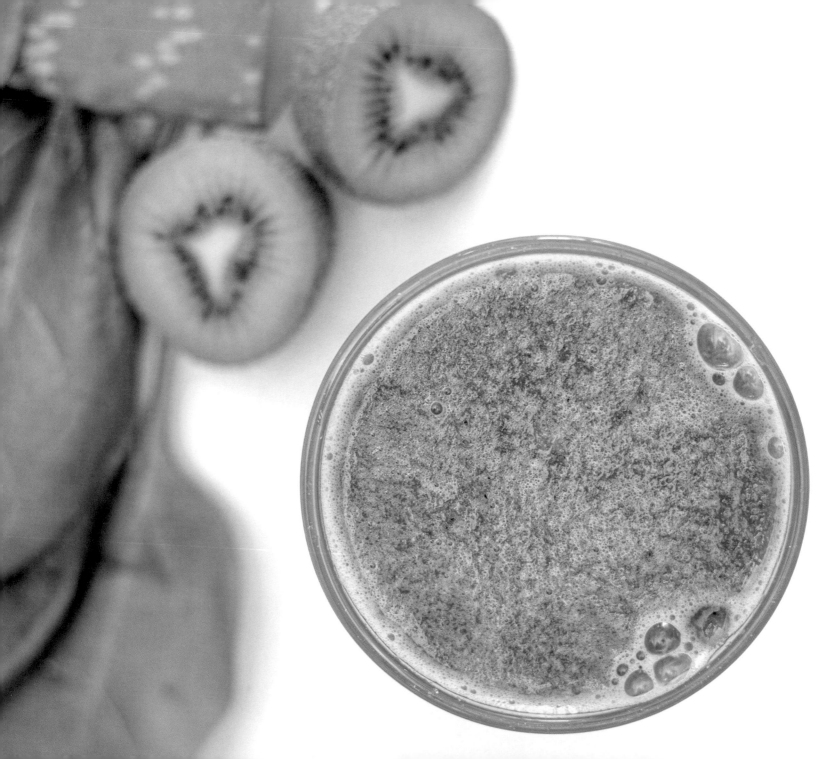

KAPHA PITTA

RECETAS PARA KAPHA PITTA Y
DESEQUILIBRIOS KAPHA PITTA

SOPA DE ESPINACAS Y GARBANZOS

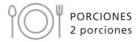 **PORCIONES**
2 porciones

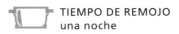 **TIEMPO DE REMOJO**
una noche

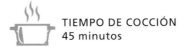 **TIEMPO DE COCCIÓN**
45 minutos

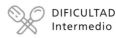 **DIFICULTAD**
Intermedio

1 paquete grande de espinacas

1 taza de garbanzos

1 cucharada de ghee o aceite neutro

1 o 2 dientes de ajo picados

1 o 2 rodajas de jengibre picado

750 ml de agua

Sal y pimienta, a gusto

1. Dejar los garbanzos en remojo toda la noche. Al día siguiente enjuagarlos, colarlos y colocarlos en una cacerola con abundante agua. Cocinar por, aproximadamente, 30 minutos hasta que estén tiernos. Retirar. Colar y reservar.

2. Lavar bien las espinacas y cocinarlas al vapor hasta que estén tiernas. Retirar y reservar.

3. Derretir el ghee en una cacerola y saltear el ajo y el jengibre hasta que estén dorados.

4. Agregar las espinacas y los garbanzos y mezclar por 1 minuto.

5. Añadir el agua y mixear o procesar todos los ingredientes. Condimentar con sal y pimienta y cocinar por 5 minutos o hasta que la preparación tenga la temperatura deseada. Retirar y servir.

Las verduras de hojas verdes tienen principalmente rasa amargo, que ayuda a equilibrar a Kapha y a Pitta. El amargo es purificador, bactericida y mata los parásitos intestinales, activando la digestión de toxinas y contribuyendo a eliminar la grasa y las acumulaciones tóxicas en la linfa, el sudor, la orina, las heces.

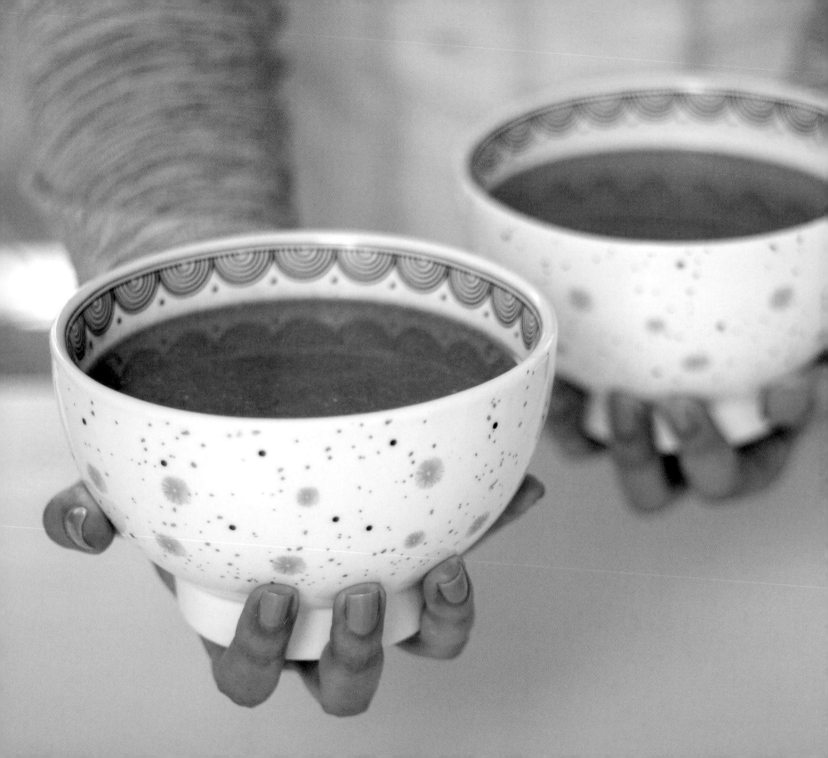

BERENJENAS RELLENAS

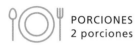 **PORCIONES**
2 porciones

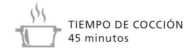 **TIEMPO DE COCCIÓN**
45 minutos

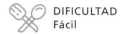 **DIFICULTAD**
Fácil

2 berenjenas

1 cebolla morada, cortada en cubos

½ morrón rojo, cortado en cubos

½ zucchini, cortado en cubos

1 zanahoria, cortada en cubos

½ cucharadita de páprika

½ cucharadita de ajo en polvo

½ cucharadita de curri ahumado

2 cucharadas de aceite de oliva

Sal marina, a gusto

1. Calentar 1 cucharada de aceite de oliva en una sartén previamente calentada. Agregar los vegetales cortados en cubos y cocinar hasta dorar. Reservar.

2. Lavar y cortar longitudinalmente las berenjenas. Realizar pequeños cortes en la pulpa, sin llegar a cortar la cascara, formando una cuadrícula. Retirar la pulpa y agregar al salteado de vegetales.

3. Mezclar la cucharada de aceite restante con las especias y la sal. Pincelar las berenjenas, luego cubrir con la mezcla de verduras.

4. Colocar en una asadera y cocinar en un horno con fuego mediano por 15 minutos. Retirar y servir.

El sabor amargo de la berenjena junto con el efecto picante, equilibra a estas constituciones. Las verduras aportan minerales y vitaminas para completar un plato nutritivo que genera la saciedad necesaria para personas con fuego digestivo disminuido.

El ajo, además de su cualidad rajásica, es carminativo, antiespasmódico, estimulante e hipotensor. Tiene la particularidad de poseer todos los sabores, excepto el salado. Con la páprika aportan sabores con impacto estimulante a nivel mental ideales para este biotipo.

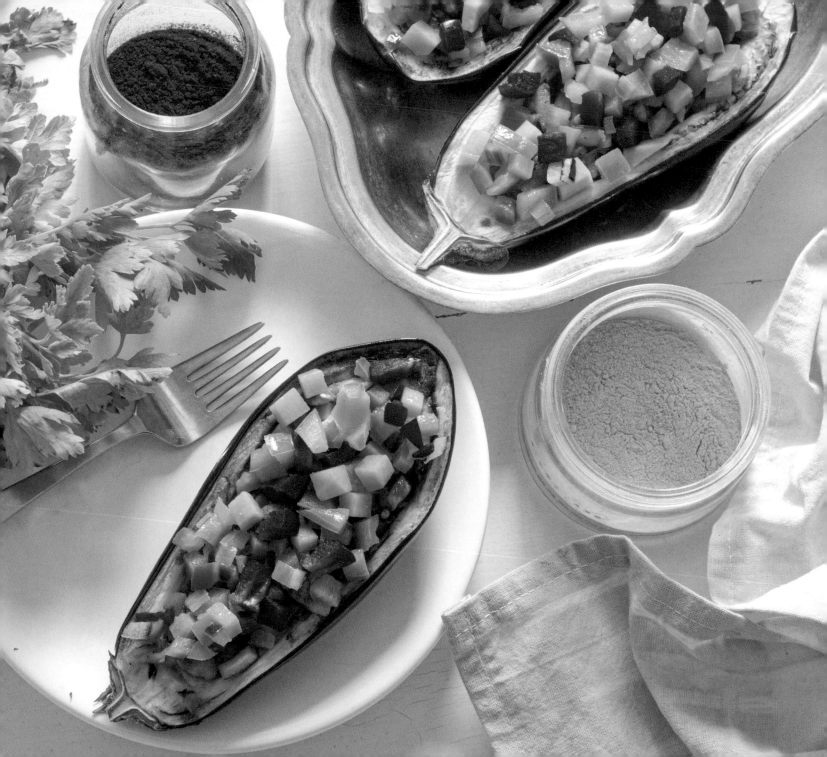

TARTA DE PERAS Y CANELA

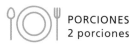 **PORCIONES**
2 porciones

 TIEMPO DE PREPARACIÓN
20 minutos

 TIEMPO DE COCCIÓN
20 minutos

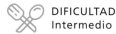 **DIFICULTAD**
Intermedio

Para el relleno:

3 peras maduras

3 cucharadas de azúcar mascabo

½ cucharada de canela en polvo

½ cucharadita de clavo de olor

Para la base:

4 cucharadas de avena tradicional

3 cucharadas de salvado de avena

2 cucharadas de harina de almendras

2 cucharadas de aceite de coco

1 cucharadita de semillas de amapola

1 cucharadita de semillas de lino

1 cucharadita de semillas de sésamo

½ cucharada de vinagre de manzanas

1. Pelar y cortar en cubos las peras, retirando las semillas. Colocar en una sartén junto con el azúcar mascabo y dorarlas. Agregar la canela y el clavo de olor, y cocinar 2 minutos más. Retirar y reservar.

2. Para la base, mezclar la avena con el salvado de avena, la harina de almendras, el aceite de coco, el vinagre y las semillas hasta integrar bien. Si fuera necesario, agregar unas gotas de agua potable para lograr una masa ligera.

3. Con las manos húmedas, forrar un molde antiadherente o previamente aceitado y enharinado, formando una canasta.

4. Colocar la fruta y cocinar en un horno con fuego mediano por 15 minutos, hasta observar que se dora la masa.

5. Retirar, dejar enfriar y servir a temperatura ambiente.

Esta receta también es recomendable para constituciones de aire y espacio como Vata, agregando dátiles hidratados en la base y reemplazando las peras por banana madura.

Es una excelente opción para sustituir postres industriales con calorías vacías.

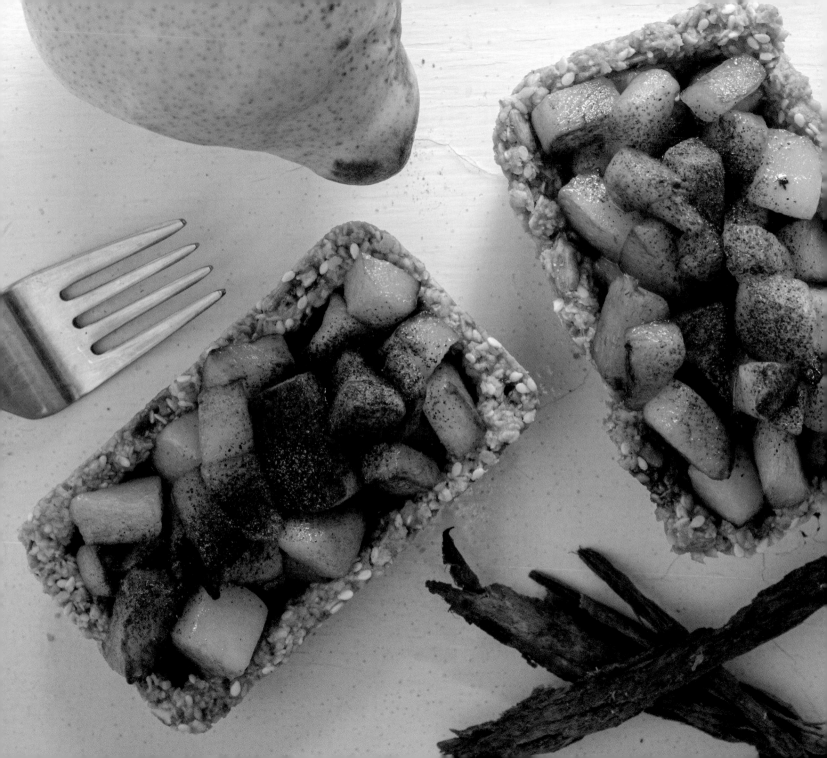

INFUSIÓN DE EUCALIPTO Y CÚRCUMA

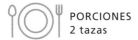

PORCIONES
2 tazas

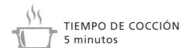

TIEMPO DE COCCIÓN
5 minutos

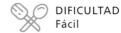

DIFICULTAD
Fácil

500 ml de agua

1 cucharada de hojas de eucalipto

1/2 cucharadita de cúrcuma

1. Calentar el agua hasta que hierva.

2. Apagar el fuego, agregar las hojas de eucalipto y la cúrcuma y dejar infusionar por 10 minutos.

3. Colar y servir.

Las constituciones Kapha Pitta, por las características de sus dosha, suelen sufrir resfríos e infecciones en la garganta. La cúrcuma es un excelente antibiótico natural y el eucalipto se utiliza para tratar afecciones de las vías respiratorias.

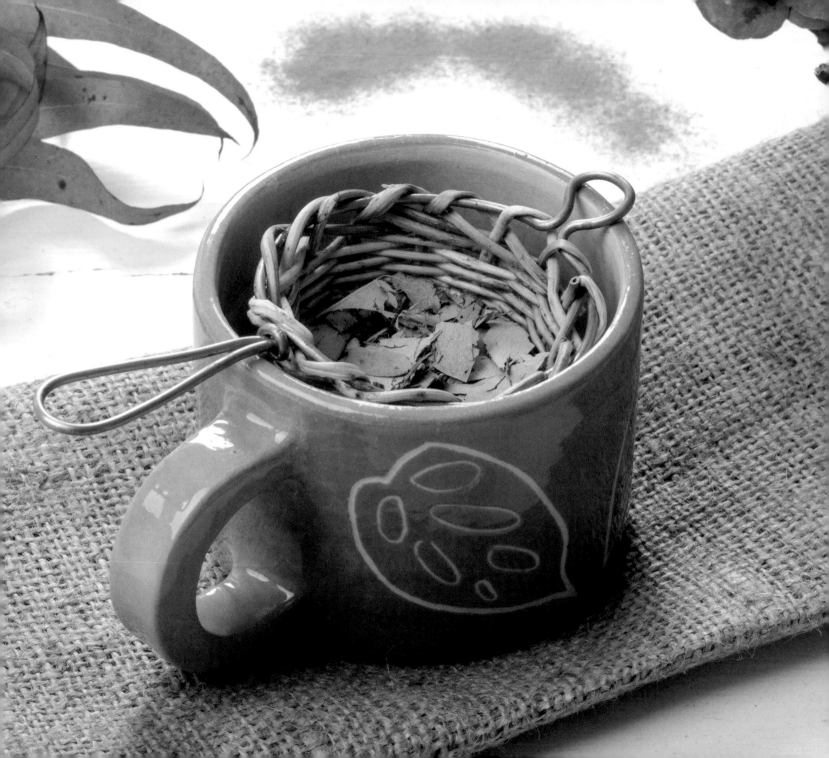

TRIDÓSHICAS

RECETAS TRIDÓSHICAS

BROCHETTE DE VEGETALES Y TOFU MARINADO

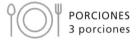 **PORCIONES**
3 porciones

 TIEMPO DE PREPARACIÓN
30 minutos

 TIEMPO DE COCCIÓN
10 minutos

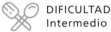 **DIFICULTAD**
Intermedio

400 g de tofu orgánico, cortado en cubos

2 cebollas moradas, cortadas en cubos grandes

1 morrón rojo, cortado en cubos grandes

1 morrón verde, cortado en cubos grandes

1 morrón amarillo cortado en cubos grandes

6 champiñones

1 zucchini, cortado en cubos grandes

4 cucharadas de aceite de oliva

1 cucharada de curry ahumado

½ cucharada de nuez moscada

½ cucharada de ajo en polvo

Hojas de perejil o cilantro, para decorar

Sal marina, a gusto

1. Colocar el tofu en un bowl, junto con el aceite y las especias. Condimentar con sal y dejar reposar por 2 horas, para macerar los sabores y perfumes. Reservar

2. Disponer intercaladamente los vegetales, los hongos y el tofu marinado en palitos de brochette.

3. Cocinar en una grilla o sartén precalentados hasta dorar. Decorar con hojas de perejil o cilantro y servir.

Esta es una entrada simple y completa para cualquier constitución, ideal para el final de la primavera o el verano. El tofu posee una cantidad considerable de calcio, junto con proteínas completas y bajo sodio.

Se recomienda cocinar brevemente las verduras para conservar los nutrientes. En constituciones Vata o Kapha se pueden hacer al vapor para mejorar la digestibilidad.

Es delicioso untar las brochettes con paté de porotos y hongos o con mayonesa vegana (ver recetas).

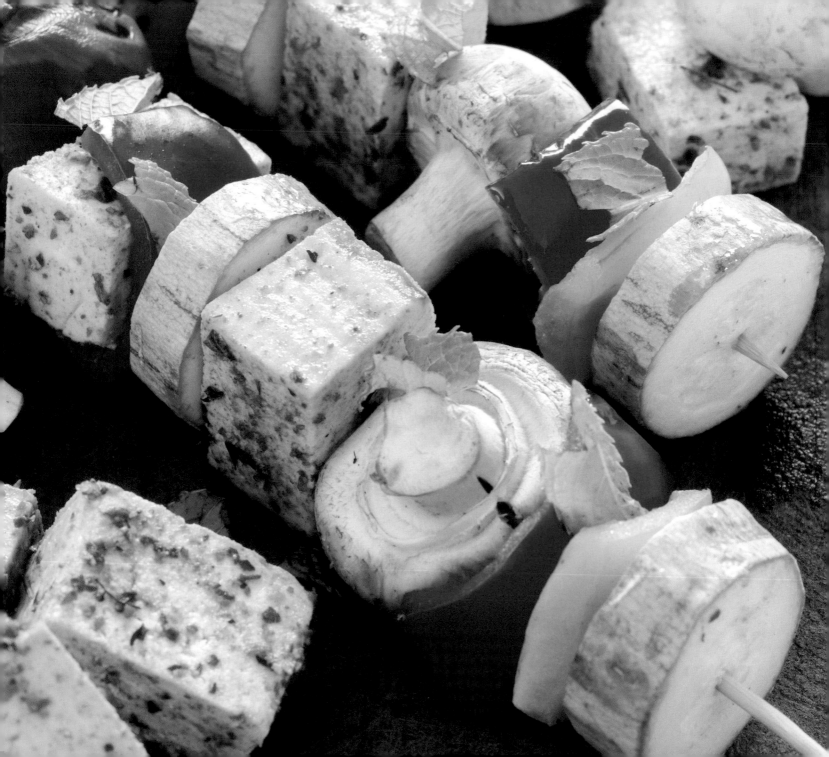

SABJI DE CHAUCHAS

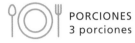 **PORCIONES**
3 porciones

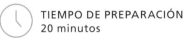 **TIEMPO DE PREPARACIÓN**
20 minutos

TIEMPO DE COCCIÓN
30 minutos

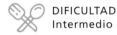 **DIFICULTAD**
Intermedio

1\2 kg de chauchas

1\2 cucharadita de semillas de comino

1\2 cucharadita de cúrcuma

1 cucharadita de semillas de coriandro

1\2 cucharadita de jengibre picado

1 tomate, cortado en cubos

1 cucharada sopera de ghee o aceite neutro

2 cucharadas de semillas de sésamo

Sal marina, a gusto

1. Cocinar las chauchas al vapor hasta que estén tiernas. Reservar.

2. Calentar en una sartén 1 cucharada de ghee, agregar las semillas de comino y coriandro, y cocinar 1 o dos minutos.

3. Añadir el jengibre, la cúrcuma y el tomate y continuar la cocción por 2 minutos más.

4. Incorporar las chauchas, condimentar son sal y revolver para que se integre bien todo.

5. Tostar ligeramente las semillas de sésamo y luego molerlas con mortero o molinillo de café. Reservar.

6. Servir las chauchas espolvoreando con las semillas molidas.

El Ayurveda recomienda consumir los vegetales salteados con ghee o aceite y las especias, o cocinados con un poco de agua especiada. Las verduras crudas son un alimento pesado, seco y difícil de digerir, por lo tanto es mejor consumirlas en verano y al mediodía, cuando nuestro fuego digestivo es más alto, o si se tiene una constitución con agni elevado, como ocurre con Pitta.

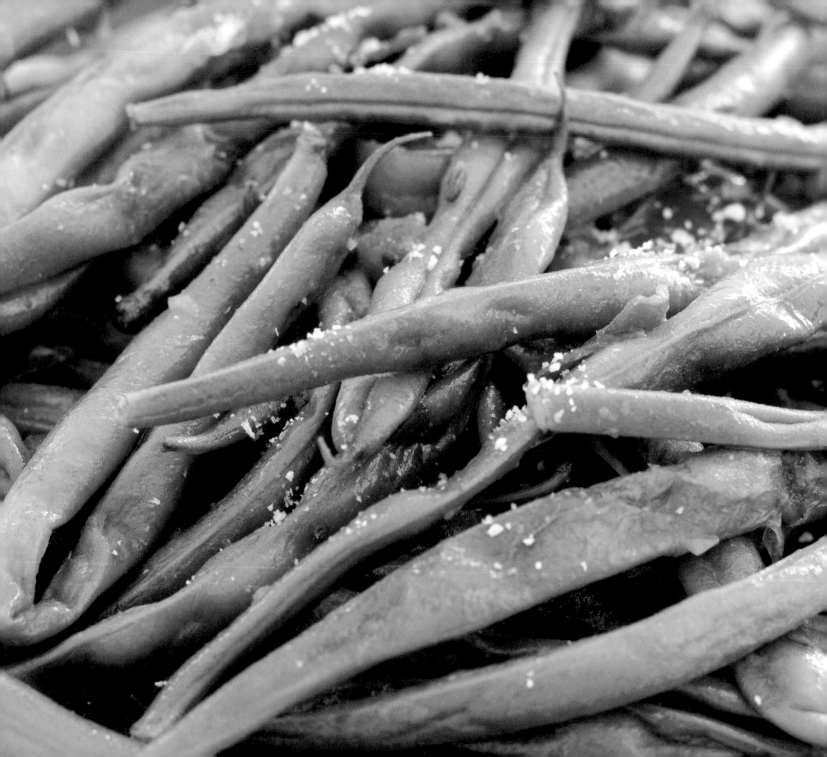

CAKE DE CASTAÑAS Y FRUTOS ROJOS

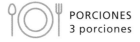 **PORCIONES**
3 porciones

 TIEMPO DE ACTIVACIÓN
2 horas

TIEMPO DE COCCIÓN
5 minutos

TIEMPO DE REFRIGERACIÓN
1 hora

1 taza de castañas de cajú

500 ml de agua

1 vaina de vainilla

Stevia en polvo, cantidad necesaria

¼ de taza de frutillas

¼ de taza de cerezas descarozadas

¼ de taza de moras

1 cucharada de agar-agar

1. Hidratar las castañas de cajú en agua por 2 horas. Colar y licuar con 450 ml de agua y la crema de la vaina de vainilla, hasta obtener una consistencia semilíquida y cremosa. Endulzar con stevia y reservar.

2. Disolver el agar-agar en los 50 ml de agua restante y cocinar por 2 minutos hasta romper el hervor.

3. Rápidamente, agregar el agar-agar a la crema de castañas y distribuir la mezcla en moldes. Llevar a la heladera por 1 hora, hasta endurecer.

4. Lavar los frutos rojos y cocinarlos en una sartén anti adherente hasta ablandar mínimamente.

5. Cubrir la base de castañas con los frutos rojos y servir.

Si bien este es un postre tridóshico, es importante no olvidar consumirlo moderadamente en constituciones Kapha, y reemplazar los frutos rojos por mango en desequilibrios Pitta.

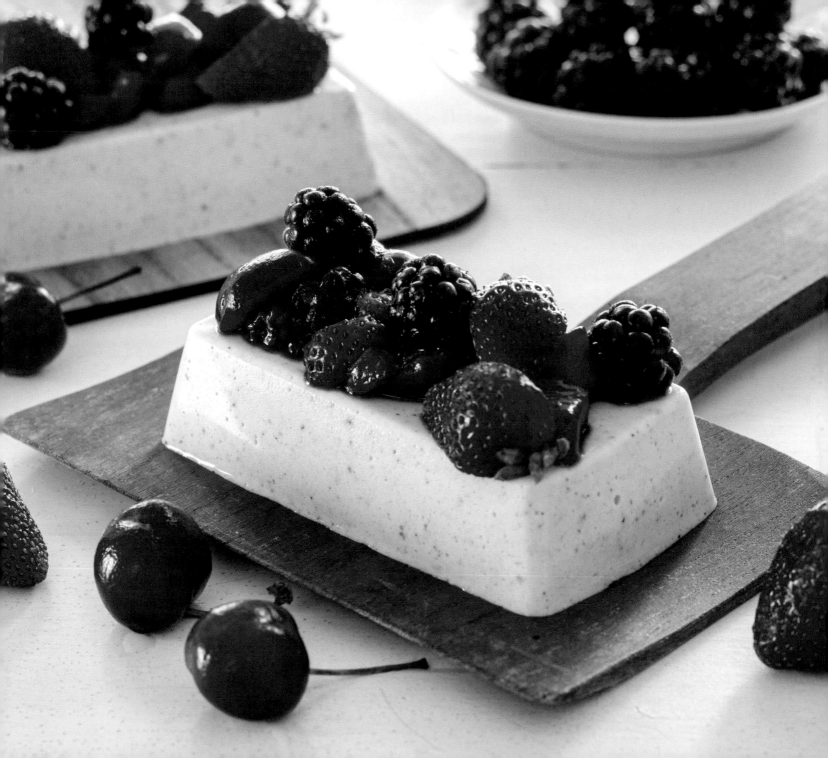

CHAI DE MENTA

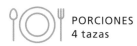 **PORCIONES**
4 tazas

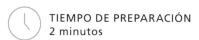 **TIEMPO DE PREPARACIÓN**
2 minutos

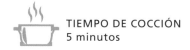 **TIEMPO DE COCCIÓN**
5 minutos

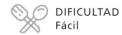 **DIFICULTAD**
Fácil

1 cucharadita de jengibre picado

1\4 de cucharadita de semillas de cardamomo molidas

1\2 cucharadita de canela en polvo

2 pizcas de nuez moscada en polvo

1 cucharadita de semillas de coriandro

1\2 taza de hojas de menta fresca o 1 cucharada de menta seca

3 clavos de olor

1 l de agua

1. Hervir el agua con las semillas de coriandro y el clavo de olor.

2. Cuando rompa el hervor, retirar del fuego, agregar el resto de los ingredientes y dejar reposar unos minutos.

3. Colar y servir.

La mayoría de las especias presentes en esta infusión son pachana, es decir, ayudan a digerir el ama sin elevar el fuego digestivo, por lo tanto son tridóshicas. En caso de Pitta elevado, se puede evitar el jengibre y el clavo de olor. Es recomendable consumir caliente o a temperatura ambiente.

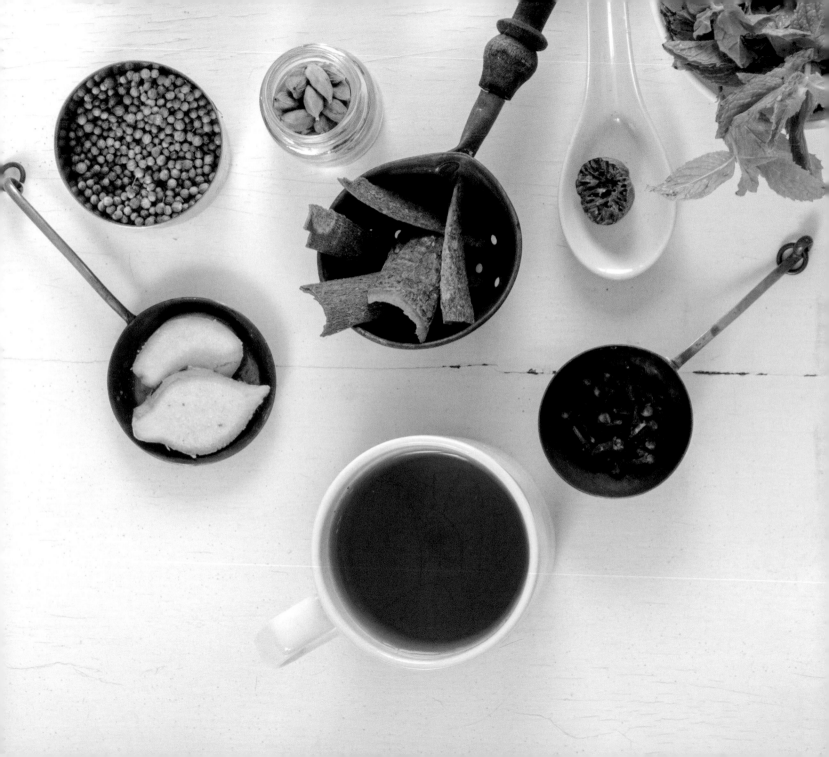

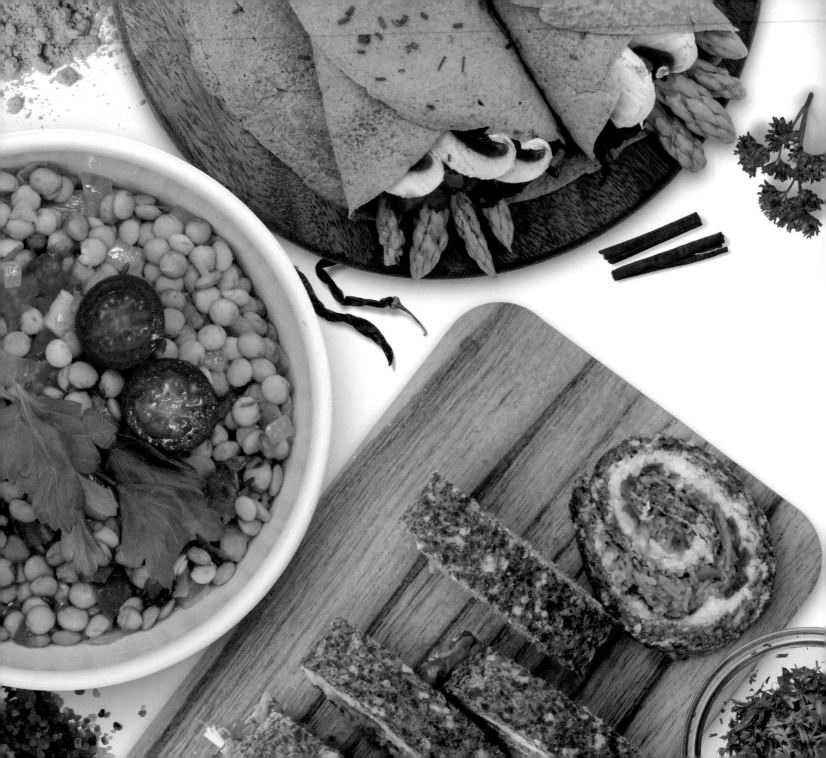

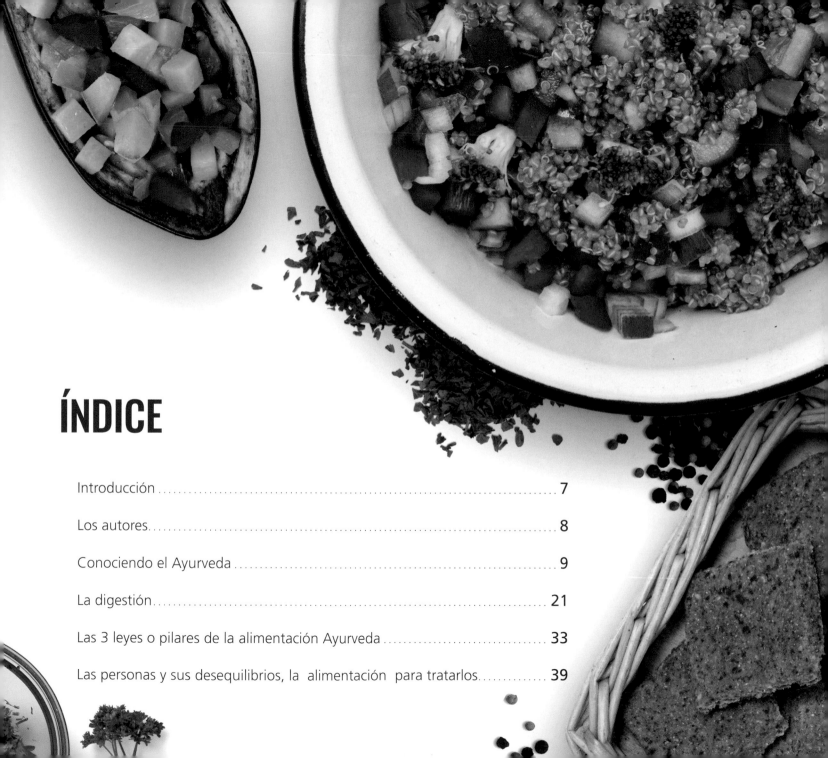

ÍNDICE

Introducción 7

Los autores 8

Conociendo el Ayurveda 9

La digestión 21

Las 3 leyes o pilares de la alimentación Ayurveda 33

Las personas y sus desequilibrios, la alimentación para tratarlos 39

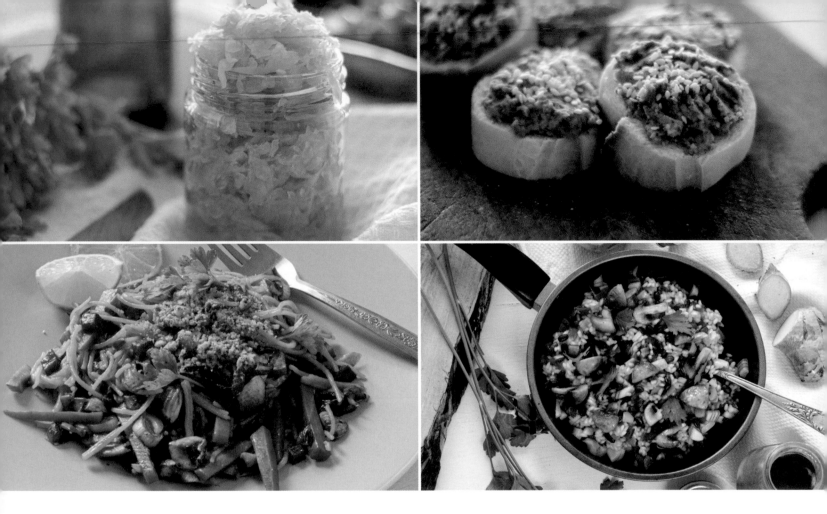

RECETAS PARA VATA Y DESEQUILIBRIOS VATA

Chucrut 52

Crema de sésamo y porotos 54

Pad Thai 56

Kichadi con hongos frescos 58

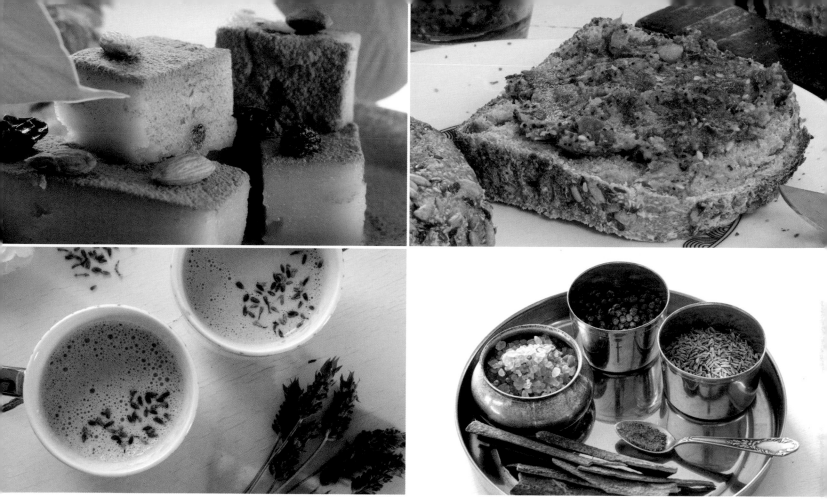

Halva 60

Paté de almendras y dátiles 62

Leche de luna 64

Masala para Vata 66

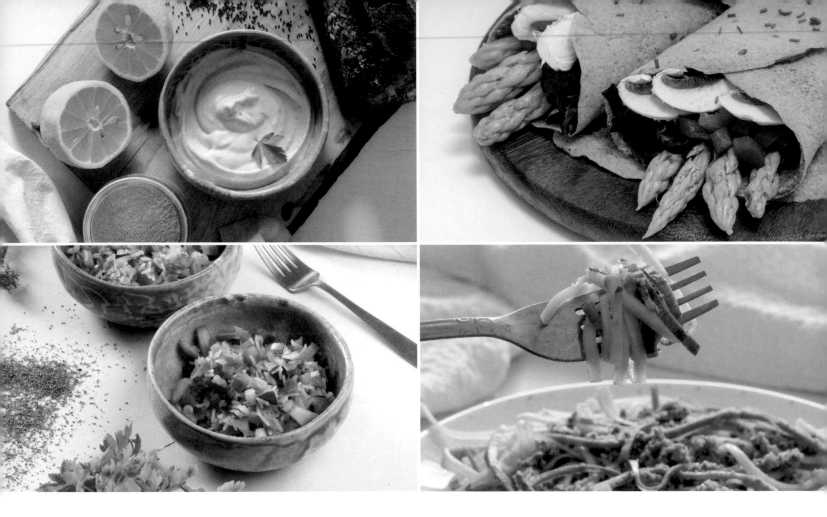

RECETAS PARA PITTA Y DESEQUILIBRIOS PITTA

Mayonesa vegana de plátano 70

Crepe de calabaza 72

Kichadi variante Pitta 74

Spaghettis de zucchini con chutney de coco 76

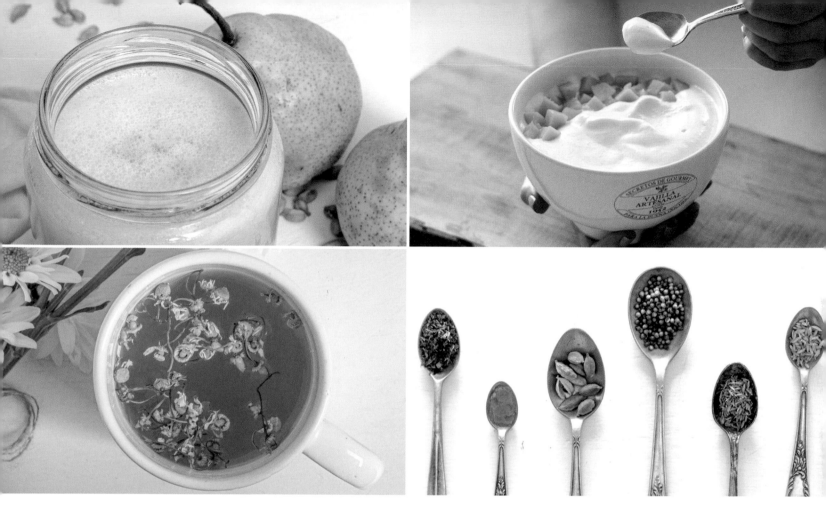

Licuado de leche de coco y peras.. 78

Mousse helado de mango 80

Infusión de hinojo y manzanilla.. 82

Masala para Pitta 84

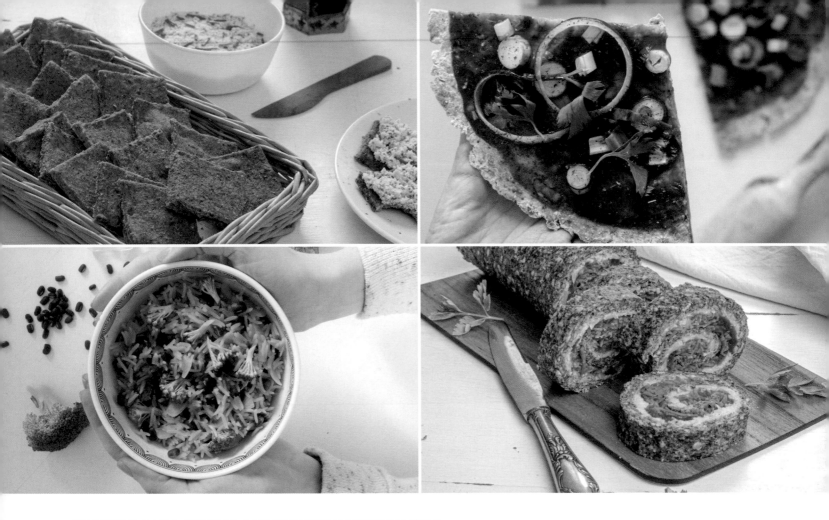

RECETAS PARA KAPHA Y DESEQUILIBRIOS KAPHA

Crackers de harina de garbanzos con paté de almendras 88

Pizza de batata.. 90

Kichadi con porotos aduki 92

Arrollado de espinaca.. 94

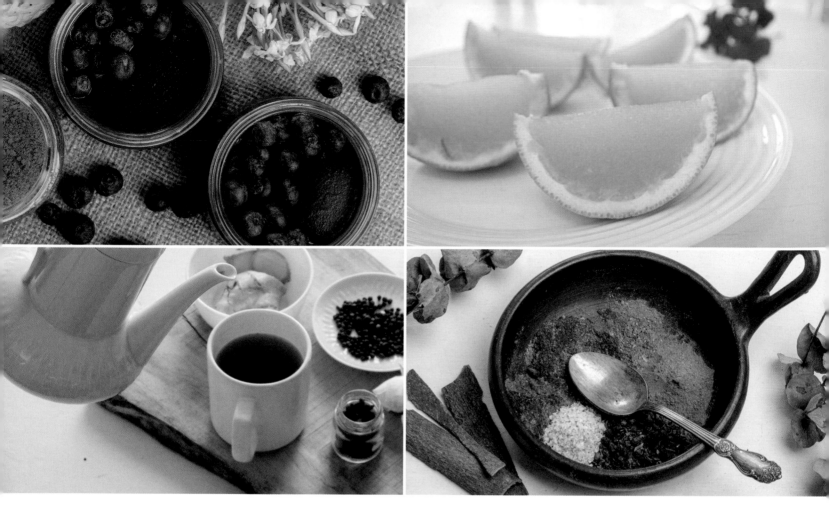

Postre cremoso de cacao 96

Gelatina natural de naranjas 98

Trikatu 100

Masala para Kapha 102

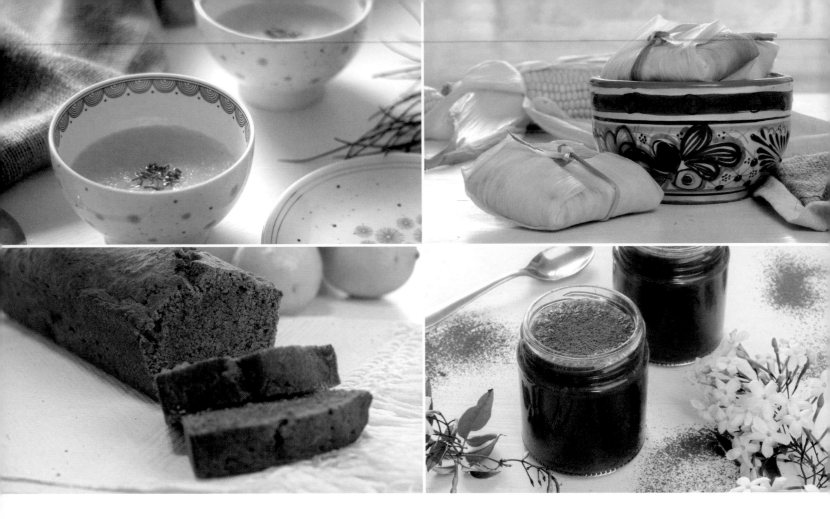

RECETAS PARA VATA PITTA Y DESEQUILIBRIOS VATA PITTA

Sopa de cebolla y avena **106**

Humitas en chala **108**

Budín vegano de limón **110**

Cacaolatada vegana **112**

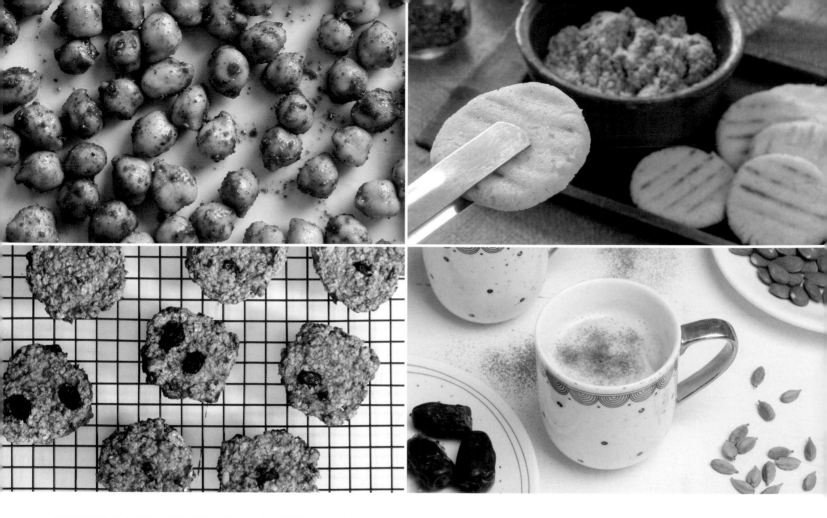

RECETAS PARA PITTA VATA Y DESEQUILIBRIOS PITTA VATA

Garbanzos tostados 116

Arepas de maíz blanco 118

Galletas veganas de banana 120

Latte Ayurveda 122

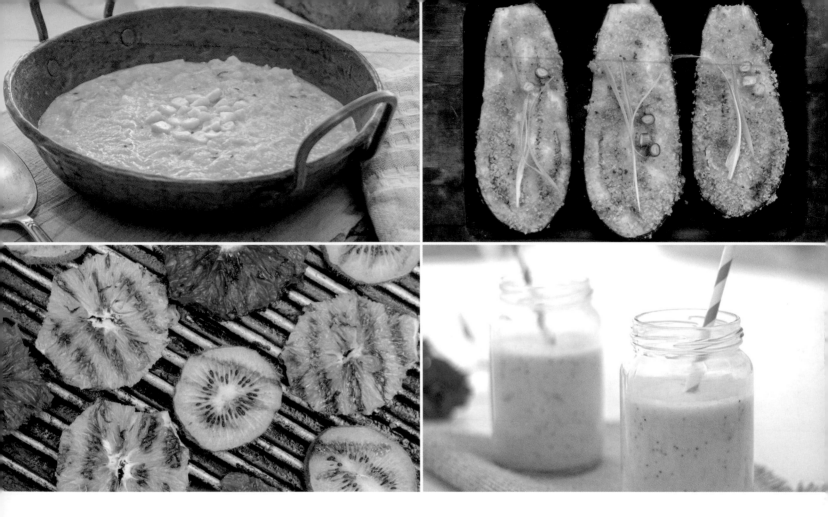

RECETAS PARA VATA KAPHA Y DESEQUILIBRIOS VATA KAPHA

Sopa crema de calabaza y choclo 126

Milanesas de berenjena y cuscús 128

Frutas grilladas 130

Batido proteico 132

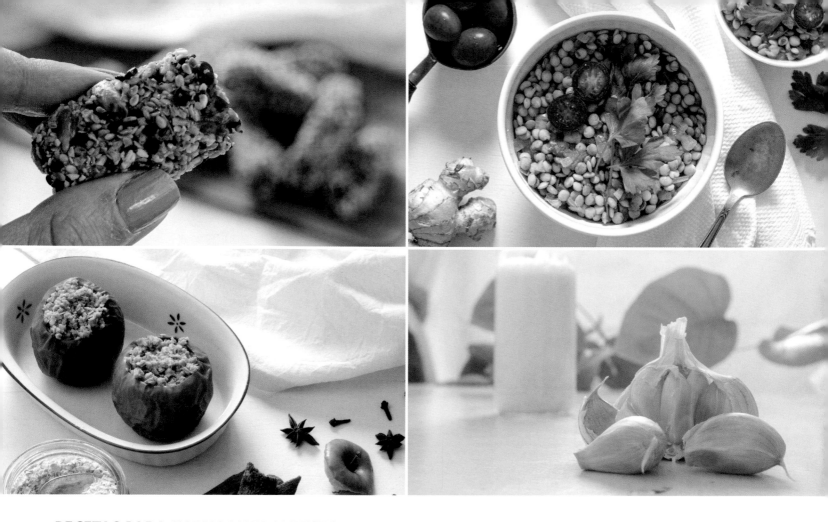

RECETAS PARA KAPHA VATA Y DESEQUILIBRIOS KAPHA VATA

Bastones de aduki 136

Dal de lentejas 138

Manzanas especiadas 140

Leche medicada con ajo 142

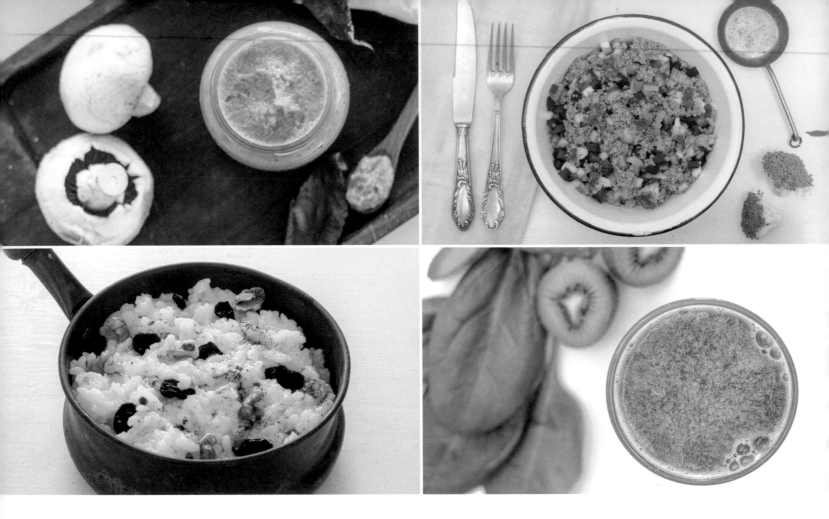

RECETAS PARA PITTA KAPHA Y DESEQUILIBRIOS PITTA KAPHA

Paté de calabaza y hongos... 146

Quínoa con vegetales.. 148

Arroz con leche de coco.. 150

Jugo verde... 152

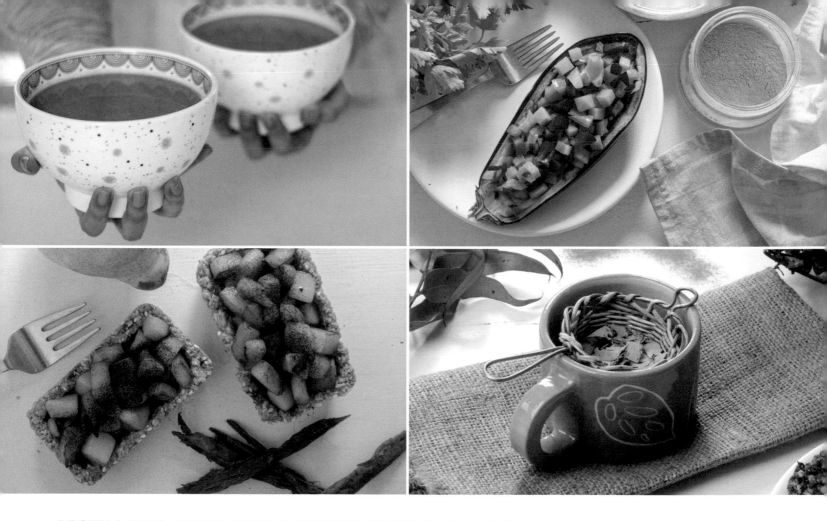

RECETAS PARA KAPHA PITTA Y DESEQUILIBRIOS KAPHA PITTA

Sopa de espinacas y garbanzos **156**

Berenjenas rellenas **158**

Tarta de peras y canela **160**

Infusión de eucalipto y cúrcuma **162**

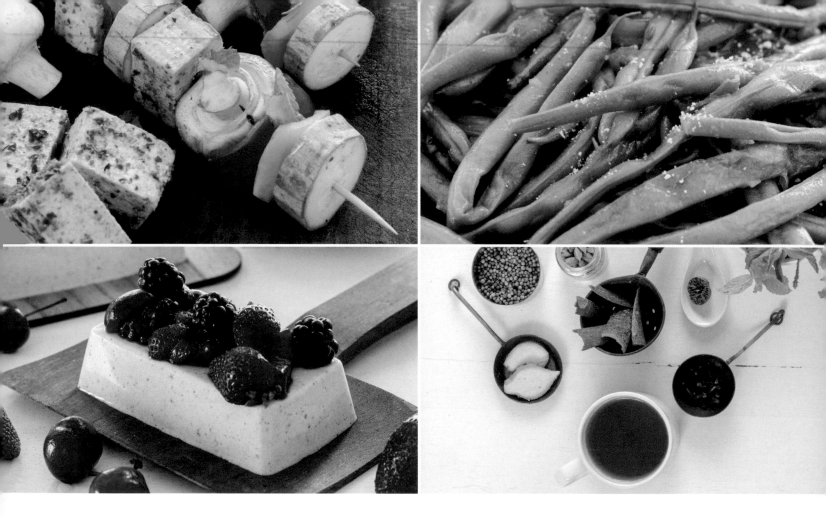

RECETAS TRIDÓSHICAS

Brochette de vegetales y tofu marinado... 166

Sabji de chauchas.. 168

Cake de castañas y frutos rojos.. 170

Chai de menta 172